PRACTICAL ORTHODONTICS:
CLINICAL AND LABORATORY TECHNIQUES

歯科矯正学
実習

執筆者一覧 (五十音順)

新井　一仁　日本歯科大学生命歯学部 歯科矯正学講座　教授

飯島　重樹　日本歯科大学新潟生命歯学部 歯科矯正学講座　特任教授

石井　太郎　福岡歯科大学 成長発達歯学講座矯正歯科学分野　助教

太田　　信　日本歯科大学新潟生命歯学部 歯科矯正学講座　講師

鈴木　章弘　日本歯科大学生命歯学部 歯科矯正学講座　講師

関谷　利子　鶴見大学歯学部 歯科矯正学講座　講師

竹崎　公章　福岡歯科大学 成長発達歯学講座矯正歯科学分野　医員

舘　　晶彦　日本歯科大学附属病院 矯正歯科　助教

玉置　幸雄　福岡歯科大学 成長発達歯学講座矯正歯科学分野　教授

土持　　宇　日本歯科大学附属病院 矯正歯科　講師

栃木　啓佑　日本歯科大学生命歯学部 歯科矯正学講座　講師

友成　　博　鶴見大学歯学部 歯科矯正学講座　教授

馬場　龍一　日本歯科大学生命歯学部 歯科矯正学講座　助教

山口徹太郎　神奈川歯科大学歯学部 歯科矯正学講座　教授

This book was originally published in Japanese
under the title of :

SHIKA KYŌSEIGAKU JISSHŪ

（Practical Orthodontics : Clinical and Laboratory techniques）

Editors :

ARAI, Kazuhito et al.

ARAI, Kazuhito
   Professor and chair, Department of Orthodontics,
   The Nippon Dental University School of Life Dentistry at Tokyo

© 2025　1st ed.

ISHIYAKU PUBLISHERS, INC.
   7-10, Honkomagome 1 chome, Bunkyo-ku,
   Tokyo 113-8612, Japan

序　文

　歯科矯正学は，不正咬合の予防および診断と治療に関連する問題を研究する歯科医学の専門領域の1つです．本書は，読者の皆さんが教科書や講義で学んだ歯科矯正学の知識を，実習を通じていっそう深く理解し，より多角的な視野で臨床的な知識として身につけることを目的として編纂されました．

　まず診断の章では，講義で学んだ知識を実際の症例の診断過程をシミュレーションして体験することで理解を深めます．初診の患者さんの検査資料について，基本的な計測と分析方法（口腔模型分析とセファロ分析）を学び，さらにそれらを統合して Tweed の分析を体験することで矯正歯科治療における抜歯について基本的な考え方を修得します．

　治療の章では，ワイヤーベンディングと自在ろう着の基本的な技術を修得します．さらにそれらの技術を応用して，代表的な固定式矯正装置（舌側弧線装置とマルチブラケット装置），可撤式矯正装置（アクチバトールと咬合斜面板），ならびに保定装置（Hawley タイプリテーナーと Begg タイプリテーナー）の製作を実習します．装置の製作を通して矯正装置の三次元的な構造を理解するとともに，シミュレーションによって発揮される矯正力の作用機序について理解を深めていきます．

　実習は，臨床で使うさまざまな材料，器具・機器などを初めて手にする機会でもあります．なかには生涯にわたって毎日のように使うことになるものも含まれているでしょう．患者さんに安全・安心な医療を提供するために，それらの名称と機能を理解し，適切な使用方法を身に着けることも実習の目的の1つとなります．

　本書は，読者の皆さんが効率的に学習を進められるよう，多くの写真や図を用いて視覚的に理解しやすい構成としました．また，重要なポイントや静止画ではわかりにくい作業は，動画でも学ぶことができるようになっています．これまではインストラクターの手元を注意深く観察して学んでいた細かい作業も，これからはスマートフォンやタブレットの画面で繰り返し視聴して予習や復習をすることが可能となりました．

　さて，読者の皆さんも近いうちに不正咬合を伴う患者さんの相談を受ける日がやってきます．その方の症状をどうやって分析・診断し，わかりやすく説明するのでしょうか．また，適切な効果を発揮する矯正装置をどうやって選び，そして毎回の治療を進めていくのでしょうか．無限に広がる未来の活躍に思いを馳せ，積極的に実習に取り組んでいくことで，皆さんがこれから出会う未来の患者さんの QOL の改善に寄与し，歯科医師として実り多い道を歩まれることを願っています．

　最後に，本書の制作に多大なるご協力をいただいた編集委員および執筆者の先生方，そして学生教育に情熱を注いでおられるすべての実習担当の先生方に深く感謝申し上げます．

編集代表　新井一仁

歯科矯正学実習　CONTENTS

I　診　断 ... 1

❶ 使用する器材・器具 ... 1

❷ 一般的な矯正歯科治療のプロセス ... 2

❸ 検　査 ... 3
1. 顔面写真の評価／ 3
2. 口腔内写真の評価／ 6
3. 口腔模型の評価／ 6
4. パノラマエックス線画像の評価／ 8
5. 口腔模型の分析①／ 9
6. 口腔模型の分析②／ 11
7. 正面頭部エックス線規格写真の分析／ 14
8. 側面頭部エックス線規格写真の分析／ 14

❹ Tweed の分析，抜歯・非抜歯の判定 ... 33
1. Tweed の抜歯基準／ 33
2. Tweed の三角／ 33
3. アーチレングスディスクレパンシー／ 33
4. ヘッドプレートコレクション／ 33
5. トータルディスクレパンシーの算出／ 35
6. Tweed の抜歯基準／ 35

❺ 問題リストと解決策の作成 ... 36

II　ワイヤーベンディング（線屈曲） ... 37

❶ 使用する器材・器具 ... 37

❷ ワイヤーベンディングに使用するプライヤーの選択 ... 37
1. ライトワイヤープライヤー／ 38
2. バードビークプライヤー／ 38
3. Tweed のアーチベンディングプライヤー／ 38
4. Young のプライヤー／ 38

❸ プライヤーの把持 ... 39

❹ ワイヤーベンディングの原則 ... 39
1. 鈍角の屈曲／ 40　2. 鋭角の屈曲／ 40

❺ オープンバーティカルループ ... 41
1. 用　途／ 41　2. 屈曲方法／ 41

❻ ホリゾンタルループ ... 42
1. 用　途／ 42　2. 屈曲方法／ 42

❼ オメガループ ... 43
1. 用　途／ 43　2. 屈曲方法／ 43

❽ クロージングループ ... 44
1. 用　途／ 44　2. 屈曲方法／ 44

iv

⑨ アーチフォーム ··· 45
    1. 用　途／45　2. 屈曲方法／45

Ⅲ 自在ろう着 ··· 46

① 使用する器材・器具 ··· 46

② 事前準備 ··· 48
    1. 製作前に行うこと／48
    2. 器材の配置／48
    3. 歯科用バーナー使用時の注意事項／48
    4. 歯科用銀ろう／50
    5. アンチフラックス／50
    6. フラックス／50

③ 自在ろう着の方法 ··· 51
    1. 流ろう／51　2. ろう着／53　3. ろう着部の修正／55

④ ろう着時の注意事項 ·· 56
    1. ワイヤーの焼なまし（焼鈍）の防止／56
    2. ワイヤーやろうの酸化の防止／56
    3. 適切なろう着面の状態／56
    4. 適切なろうの量／56
    5. 適切なろうの範囲／57

⑤ 研　磨 ··· 58
    1. 自在ろう着における研磨／58　2. 研磨後の確認／58

⑥ ワイヤー断端部の調整 ·· 59

⑦ 製作物 ··· 60
    1. 製作方法／60　2. 提　出／66

Ⅳ 舌側弧線装置 ·· 67

① 使用する器材・器具 ··· 67

② バンドの製作 ·· 69
    1. バンドの試適／69　2. バンドの圧入／69　3. バンドの適合／70

③ 維持装置の溶接（ろう着） ······································· 71
    1. 維持装置の確認／71
    2. 脚部と維持部の取り外し／71
    3. 維持部の溶接位置／71
    4. バンドの撤去／72
    5. 電気溶接／72

④ 印象採得 ··· 73
    1. バンドの再装着／73
    2. 印象材の盛りつけと印象採得／73
    3. バンドの撤去／74
    4. バンドの印象面への移動／74
    5. バンド内面へのパラフィンワックスの塗布／74

v

⑤ 作業用模型の製作 ································· 75
- 1. 石膏の注入／75
- 2. 作業用模型の取り出し／75
- 3. 作業用模型の調整／76
- 4. 外形線の記入／76

⑥ 維持装置のろう着 ································· 77
- 1. アンチフラックスの塗布／77
- 2. フラックスの塗布／77
- 3. 銀ろうの準備／77
- 4. ろう着／77

⑦ 脚部の屈曲 ································· 78
- 1. 維持装置の確認／78
- 2. 脚部の屈曲／78
- 3. 脚部の挿入／79
- 4. 脚部の切断／79

⑧ 主線の屈曲 ································· 80
- 1. 主線の切断／80　2. 主線の屈曲／80　3. 主線の切断／81

⑨ 主線と脚部のろう着 ································· 81
- 1. ろう着部直下の石膏の削合／81
- 2. 主線と脚部の断端部の調整／82
- 3. 主線と脚部のろう着／82

⑩ 複式弾線のろう着と屈曲 ································· 83
- 1. 複式弾線の切断／83
- 2. アンチフラックスの塗布／83
- 3. ろう着部へのフラックスの塗布／84
- 4. ろう着部への流ろう／84
- 5. 複式弾線のろう着／85
- 6. 複式弾線の屈曲／86

⑪ 舌側弧線装置の合着 ································· 87
- 1. 舌側弧線装置の取り出し／87
- 2. 研　磨／87
- 3. 矯正用顎模型への試適／88
- 4. セメント合着／88

⑫ 歯の移動の観察 ································· 89
- 1. 複式弾線の活性化／89　2. ワックスの軟化による歯の移動の観察／90

Ⅴ　アクチバトール ································· 91

① 使用する器材・器具 ································· 91

② アクチバトールとは ································· 92
- 1. 基本構造／92　2. 特　徴／94　3. 構成咬合位／94

③ 症例の把握，分析結果 ································· 95
- 補足　構成咬合位の採得について ································· 96

④ アクチバトールの製作··98
  1. 構成咬合器への作業用模型の付着／98
  2. 外形線（誘導線・レジン床部）の記入／100
  3. 誘導線の屈曲／101
  4. 誘導線の固定と模型のボクシング／104
  5. レジン床の製作（ふりかけ法）／105
  6. 形態修正，研磨，完成／106
  付録　仮床とワックスパターンの製作による方法／107

⑤ 症　例··111

Ⅵ マルチブラケット装置··114

① 使用する器材・器具··115
  1. 材　料／115　2. 器　具／118

② スタンダードエッジワイズ装置による実習··123
  1. ブラケットの装着／123
  2. 歯列のレベリング，ニッケルチタンワイヤーの装着／125
  3. 写真撮影，ワックスの軟化／128
  4. 結紮線の除去，アーチワイヤーの取り出し／129
  5. レベリングの達成／129
  6. スペースの閉鎖／130
  7. アイデアルアーチの屈曲／131
  8. アイデアルアーチの装着と歯の移動／136

③ ストレートワイヤー装置による実習··137
  1. 構造と機能／137
  2. スタンダードブラケットとストレートワイヤーブラケットの特徴と違い／137
  3. 使用する器材・器具／140
  4. ブラケットの装着／141
  5. 歯列のレベリング，ニッケルチタンワイヤーの装着／142
  6. 上顎前歯部の空隙閉鎖と下顎のレベリングの継続／143
  7. スペースの閉鎖／144
  8. アイデアルアーチの装着と歯の移動／145

Ⅶ 保定装置（Hawley タイプリテーナー，Begg タイプリテーナー）と咬合斜面板··147

① Hawley タイプリテーナー··148
  1. 使用する器材・器具／148　2. 製作方法／148

② 咬合斜面板··154
  1. 基本構造／154　2. 特徴と作用機序／154　3. 製作方法／154

③ Begg タイプリテーナー··156
  1. 使用する器材・器具／156　2. 製作方法／156

参考文献··165

vii

本書に付属する動画のご利用について

以下のURLまたはQRコードからウェブページにアクセスしてください．ページ上の項目をクリック／タップすると動画を視聴することができます．
https://www.ishiyaku.co.jp/ebooks/456920/

本文中に掲載されているQRコードを読み込むと，該当の動画を直接再生することができます．

［動作環境］

Windows 10以上のMicrosoft Edge，Google Chrome最新版
macOS 13以上のSafari最新版
Android 12.0以上のGoogle Chrome最新版
iOS／iPadOS 16以上のSafari最新版
※フィーチャーフォン（ガラケー）には対応しておりません．

◆注意事項

・お客様がご負担になる通信料金について十分にご理解のうえご利用をお願いします．
・本コンテンツを無断で複製・公に上映・公衆送信（送信可能化を含む）・翻訳・翻案することは法律により禁止されています．

◆お問い合わせ先

以下のページからお問い合わせをお願いします．
https://www.ishiyaku.co.jp/ebooks/inquiry/

※お電話でのお問い合わせには対応しておりません．ご了承ください．

I 診　断

学習目標 (GIO)

矯正歯科治療の診断に必要な口腔模型の分析と側面頭部エックス線規格写真の分析に関する知識と技能を習得する.

行動目標 (SBOs)

1) 顔面写真, 口腔内写真およびパノラマエックス線画像を評価する.
2) 口腔模型の分析を実施する.
3) 側面頭部エックス線規格写真の分析を実施する.
4) Tweed の分析における抜歯基準について説明する.
5) Tweed の分析を実施する.
6) 分析した結果の問題リストと解決策を作成する.

1　使用する器材・器具

① 筆記用具：黒と赤の鉛筆（シャープペンシル可），消しゴム
② 定規，三角定規，分度器
③ ノギス
④ 電卓
⑤ 口腔模型
⑥ 大坪式模型計測器
⑦ 真鍮線

❷ 一般的な矯正歯科治療のプロセス（図1-1）

初診	主訴の聴取，診療録の作成開始，一般的な矯正歯科治療の概略の説明

基礎情報の収集・分析

医療面接	主訴，現症，現病歴，既往歴，家族歴，社会的環境，解釈モデルおよび矯正歯科治療への期待度などの聴取
診察	全身・頭蓋顎顔面部・口腔内外の視診・触診
検査	形態検査（顔面写真，口腔内写真，エックス線写真，口腔模型，その他） 機能検査（顎運動，筋電図，早期接触の有無，口腔習癖の有無，その他）
分析・評価	成長・発育の評価，模型分析，頭部エックス線規格写真分析，機能分析（顎運動，筋電図など）その他
問題リスト（problem list）の作成	全身的問題，頭蓋顎顔面形態の特徴，歯系の位置・角度の特徴，咬合の分類，個々の歯の問題，アーチレングスディスクレパンシーの問題，機能的問題，口腔習癖の有無，その他の問題などの項目に分けて，問題リストを作成する

診断	不正咬合の原因を明らかにして，治療方針立案の根拠を明確にする

治療目標・治療方針・治療計画の立案	問題リストで把握したそれぞれの問題点の項目に対して，治療目標・治療方針・治療計画，患者教育など，治療に対する初期計画を複数立案する

インフォームドコンセント	治療の目的，必要性，有効性，他の治療法などについて十分に説明し，治療に対する患者・保護者の同意を得る

治療目標・治療方針・治療計画の決定	患者・保護者に説明し同意を得た治療目標・治療方針・治療計画について同意書を作成する

動的矯正治療	治療目標・治療方針・治療計画に従って，必要な観察期間も含めて矯正歯科治療を行う

治療経過の記録	SOAPの各項目を治療中のすべての時点で診療録に記載する S：subjective 訴え・症状，O：objective 所見，A：assessment 評価，P：plan 計画
動的矯正治療の経過・結果の評価	適時に形態・機能検査を行い，治療目標・治療方針・治療計画に沿った経過・結果かどうか評価する．必要ならば対応を検討する

保定	

保定後の結果の評価	検査を行い治療目標・治療方針・治療計画に沿った結果かどうか評価する．必要ならば対応を検討する

術後観察・管理

術後変化の評価	保定終了後，一定期間経過後に検査を行い，治療目標・治療方針・治療計画に沿った結果かどうか，また診察，検査項目，治療目標・治療方針・治療計画，治療方法が適切であったかを評価する．必要ならば対応を検討する

図1-1　矯正歯科治療のプロセス
（佐藤嘉晃：歯科矯正学．第7版．医歯薬出版，東京，2024．）

3 検　査

1. 顔面写真の評価　ステップ1

　不正咬合は，上下口唇の位置や緊張度，表情筋の活性などに影響を及ぼすとともに，患者から治療効果として審美的な顔貌の改善が求められることも少なくない．したがって，顔面写真は診断時における現症の記録とともに治療効果の比較基準としての有用性がある．一般的には，正面，斜位，側面の方向から安静位もしくは咬合した状態で撮影する．審美的な評価をするために，スマイル時の歯肉露出度や口角部の挙上程度などを撮影する場合もある（図1-2）．

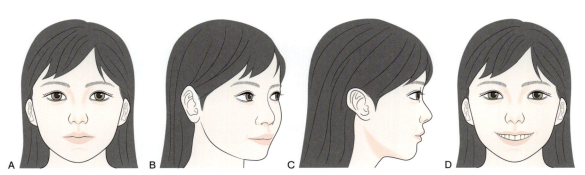

図1-2　顔面写真
A：正面，B：斜位，C：側面，D：スマイル時

1）正面（正貌）（図1-2A）

　特に上中顔面軟組織の正中を連ねた線（正中線）に対してオトガイが左右にずれていないか評価する．左右の瞳孔を結ぶ線など，水平基準線に対する口裂の傾きや，舌圧子を咬ませて咬合平面が大きく傾斜していないか，左右の顎角の高さが大きく違っていないか，などを記載する．また，顔面の正中線と，上下顎の歯列の正中が一致しているか，あるいはどのくらいずれているかを判断し記載する．顔面軟組織の視診における対称性の判断，特に顔面の正中線に対する歯列の正中の位置は，治療目標を検討するうえで重要な情報となる．

（1）対称性（図1-3）
① 左右の瞳孔を連ねた線を水平基準線とする．
② 水平基準線に垂直で人中を通る線を正中線とする．
　（人中は多くの場合，顔面の左右中央に位置するため，正中線を引くうえで基準となる．）
③ 鼻梁，鼻尖，オトガイが正中線と一致しているかを評価する．
④ 上下顎の歯列の正中が正中線と一致しているかを評価する．

（2）その他
① 顔面型：輪郭の特徴（卵円形，方型など）
② 緊張状態：口唇の厚み，翻転状態（図1-8参照），口腔周囲筋やオトガイ筋の緊張の有無（図1-4）などを評価する．

2）斜位（図1-2B）

　斜め45°から撮影する．他人が認識する顔に近い．

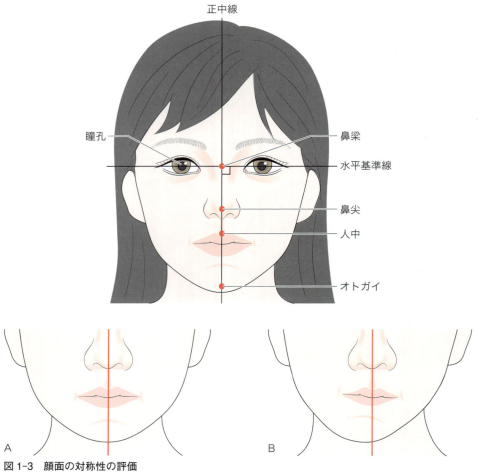

図1-3　顔面の対称性の評価
A：正中線とオトガイが一致，B：オトガイの右方偏位

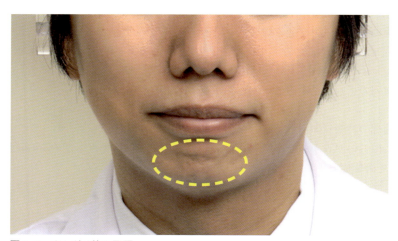

図1-4　オトガイ筋の緊張

3）側面（側貌）（図1-2C）

　前歯の唇舌的な歯軸傾斜の程度や上下顎骨の前後的位置関係，下顎骨の形態的特徴が軟組織を介して観察される．中顔面の突出あるいは陥凹，顎角部形態や下顎下縁平面の傾斜，口もとの審美的な評価などにも用いる．

(1) 側貌型の分類（図1-5）

　側貌型 profile は前額部（G）とオトガイ部（Pog）を結んだ線と中顔面部（Sn）の前後的位置から評価する．
① 凸顔型 convex facial type（コンベックスタイプ）：G-Pog に対して Sn が前突している．
② 直線型 straight facial type（ストレートタイプ）：G-Sn-Pog が直線上に位置している．
③ 凹顔型 concave facial type（コンケイブタイプ）：G-Pog に対して Sn が後退している．

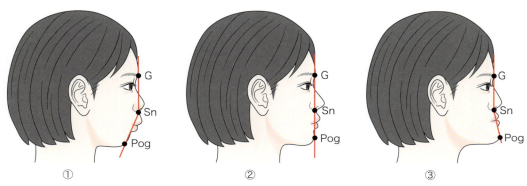

図1-5　側貌型の分類
①凸顔型，②直線型，③凹顔型
G：グラベラ（額の最前点），Sn：サブナザーレ（軟組織上の鼻下点），Pog：ポゴニオン（軟組織上のオトガイ部の正中断面像の最突出点）

(2) 口もとの審美性の評価

　鼻尖とオトガイを結んだ線 esthetic line（E-line）と上下口唇の最突出点との位置関係から評価する（図1-6）．日本では，上下口唇の最突出点は上唇ではほぼ E-line 上にあり，下唇では E-line より1mm 程度前方にある状態を基準として評価されている．

　前歯が前突している場合には口唇の閉鎖がしづらく（口唇閉鎖不全），上下口唇を接触させ

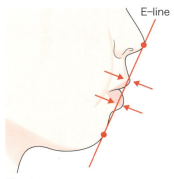

図1-6　E-line
上下口唇の突出度を評価する

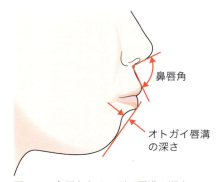

図1-7　鼻唇角とオトガイ唇溝の深さ

ようとするとオトガイ筋を使って下口唇を上に持ち上げる筋活動が観察されることがある．その際にはオトガイ部に梅干様のしわがみられる（図1-4参照）．また側貌における鼻唇角の大きさ（図1-7，平均値：男性 90.7±10.4°，女性 92.2±8.7°）や，オトガイ唇溝の深さ（図1-7，平均値：男性 5.7±1.3 mm，女性 4.6±1.7 mm）も評価する．さらに，口唇形態は上下顎間関係や上下顎前歯の歯軸傾斜にも影響される（図1-8）．

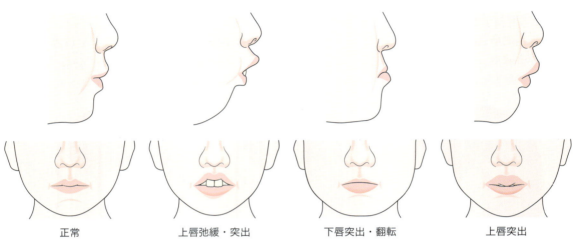

　　　　正常　　　　　　　上唇弛緩・突出　　　　　下唇突出・翻転　　　　　上唇突出

図 1-8　口唇形態の特徴

2. 口腔内写真の評価　ステップ2

　歯，歯列弓，咬合状態，歯周組織，舌，口腔周囲軟組織の状態から口腔清掃状態まで，多くの情報を読み取ることができる．咬頭嵌合位における正面，左右側面，開口時の上顎咬合面，下顎咬合面を撮影する．症例によっては早期接触部位での記録や舌突出癖など口腔習癖発現時をとらえた撮影も有用である．また犬歯誘導など側方運動時の接触関係を撮影し，機能的診断の一助とする場合もある．

3. 口腔模型の評価　ステップ2

　矯正診断に用いる口腔模型は，歯肉頰移行部（口腔前庭最深部）まで再現されなければならない．口腔模型は実寸大の記録であり，さまざまな方向からの観察が可能なため，直接的な口腔内の視診では得られない情報を多く含んでいる．抜歯の選択や歯列弓の拡大量の算定など，治療方針の決定に際しては口腔模型から得られる計測値が重要な資料となる．

　口腔模型には，顎態模型と平行模型（図1-9）があるが，実習では平行模型を用いる．平行模型とは，模型の基底面と咬合平面を平行にした模型である．なお，口腔模型の取り扱いには細心の注意が必要である（図1-10）．

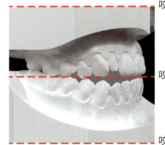

図 1-9　平行模型
模型を観察する際にはこのように置かないこと（図1-10を参照）

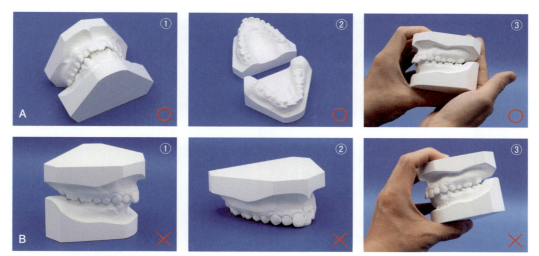

図 1-10　口腔模型の取り扱い
A：正しい取り扱いの例．唇・頬側から観察する場合には，上下顎の口腔模型を咬合させた状態で背面をそろえて置く（①）．咬合面を観察する場合には，上下顎それぞれの口腔模型の基底面を下に向けて置く（②）．口腔模型を持ち上げて観察する場合には，背面に手を添え両手で持ち上げる（③）
B：誤った取り扱いの例．上顎の模型が落下する場合があるので，咬合させた状態で基底面を下に向けて置かない（①）．歯が破折したり削れたりする場合があるので，咬合面を下に向けて置かない（②）．咬合が安定せず模型が落下する場合があるので，咬合させた状態の模型を片手で持ち上げない（③）

【口腔模型の評価項目】

① 萌出歯，歯数，歯の交換状態
② 歯冠形態，咬耗の有無と位置
③ 歯の植立状態，位置異常，接触点の連続性
④ 口蓋の形態，舌小帯，上唇小帯，頬小帯の付着状態
⑤ 歯肉の退縮など歯周組織の状態
⑥ 上下顎歯列弓および歯槽基底部の形態と対称性
⑦ 上下顎歯列の正中の偏位，正中口蓋縫合との位置関係
⑧ 上下顎歯列の咬合状態，臼歯関係，犬歯関係

4. パノラマエックス線画像の評価 ステップ2

　上下顎歯列と歯槽骨や顎骨の状態を全体的にとらえることができる．また，上顎洞や鼻腔，顎関節の状態も観察できる（図1-11）．
① 歯の交換順序，萌出方向の異常
② 第三大臼歯の有無，萌出方向
③ 歯根の長さ，根尖の形態
④ 顎関節の形態
⑤ 鼻腔，副鼻腔の異常
⑥ 永久歯の先天欠如，過剰歯，埋伏歯の有無
⑦ 矯正歯科治療による歯根（歯軸）方向の変化
⑧ 歯槽骨レベルの増減

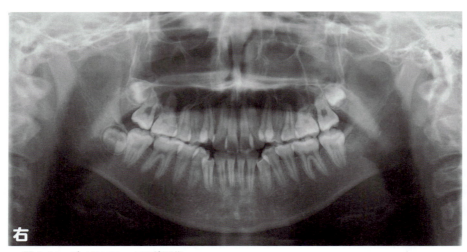

図1-11　パノラマエックス線画像

5. 口腔模型の分析① ステップ3

ノギスや大坪式模型計測器（図1-12）を用いて，前歯部被蓋関係，歯冠近遠心幅径，歯列弓，歯槽基底弓を計測する（小数点第1位まで）（☞別冊 p.8, 24 参照）．

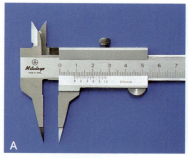
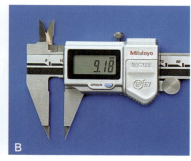
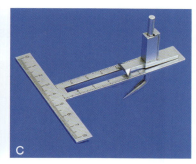

図1-12　模型計測器
A：ノギス，B：デジタルノギス，C：大坪式模型計測器

1）前歯部被蓋関係（図1-13）

ノギスで計測する．

（1）オーバージェット（水平被蓋）
上顎中切歯切縁から下顎中切歯切縁（または唇面）までの水平的な距離．反対咬合の場合（−）の符号をつける．

（2）オーバーバイト（垂直被蓋）
上下顎中切歯切縁間の垂直的な距離．開咬の場合（−）の符号をつける．

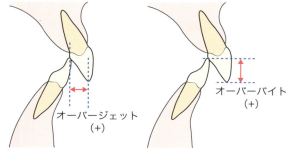

図1-13　オーバージェットとオーバーバイトの計測

2）歯冠近遠心幅径（図1-14）

萌出している歯の歯冠近遠心最大幅径をノギスで計測する．

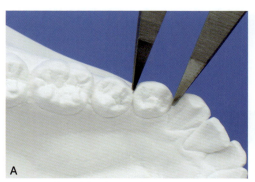
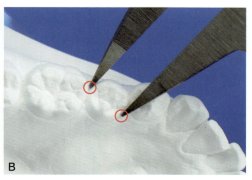

図1-14　歯冠近遠心幅径の計測
A：近遠心の接触点間の距離を計測する，B：捻転歯の計測の際は接触点の位置に注意する

3）歯列弓

（1）歯列弓幅径（coronal arch width）
両側第一小臼歯頰側咬頭頂間距離をノギスで計測する（図1-15A，16A）．

（2）歯列弓長径（coronal arch length）
両側第一大臼歯遠心接触点を結ぶ線から両側中切歯の中点までの垂直距離を大坪式模型計測器で計測する（図1-15B，16B）．

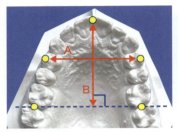
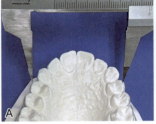
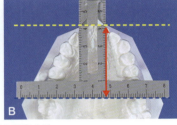

図1-15 歯列弓幅径と歯列弓長径
A：歯列弓幅径，B：歯列弓長径

図1-16 歯列弓幅径と歯列弓長径の計測方法
A：歯列弓幅径の計測，B：歯列弓長径の計測

4）歯槽基底弓

（1）歯槽基底弓幅径（basal arch width）
両側第一小臼歯の根尖部に相当する頰側歯肉の最深部間の距離をノギスで計測する（図1-17，18）．

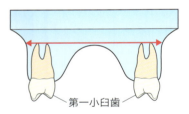
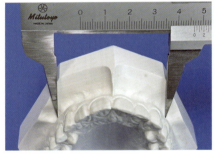

図1-17 歯槽基底弓幅径

図1-18 計測方法
両側第一小臼歯根尖相当部間を計測する

（2）歯槽基底弓長径（basal arch length）
両側第一大臼歯遠心接触面から左側中切歯の根尖部に相当する唇側歯肉の最深部の距離を大坪式模型計測器で計測する（図1-19，20）．

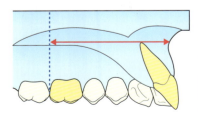
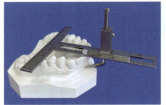
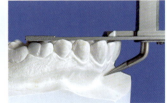

図1-19 歯槽基底弓長径

図1-20 計測方法
両側第一大臼歯遠心接触面から左側中切歯の根尖部に相当する唇側歯肉の最深部の距離を計測する

6. 口腔模型の分析② ステップ4
1）アーチレングスディスクレパンシー（arch length discrepancy）

歯の大きさと歯槽基底の大きさに不調和があると，歯列に叢生や空隙が生じる．アーチレングスディスクレパンシーとは，その不調和の程度を表す指標である（図1-21, 22）．

<u>アベイラブルアーチレングス－リクワイアードアーチレングス＝アーチレングスディスクレパンシー</u>
（＋：空隙歯列，－：叢生）

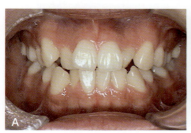
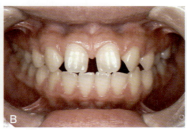
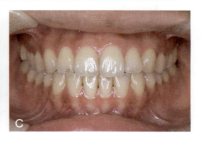

図1-21　アーチレングスディスクレパンシーの例
A：マイナス＝叢生，B：プラス＝空隙歯列，C：プラスマイナスゼロ

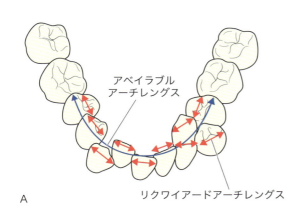
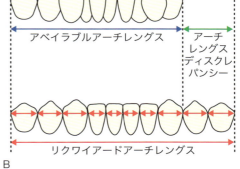

図1-22　アーチレングスディスクレパンシー
A：アベイラブルアーチレングスは歯列弓周長を計測する．リクワイアードアーチレングスは第二小臼歯から反対側の第二小臼歯までの10歯の歯冠近遠心幅径を計測して合計した値である
B：アーチレングスディスクレパンシーはアベイラブルアーチレングスからリクワイアードアーチレングスを引いた値である．叢生の場合はマイナスに，空隙歯列の場合はプラスとなる

（1）アベイラブルアーチレングス（available arch length；歯列弓周長）（図1-22）

　真鍮線（ブラスワイヤー）で円弧をつくり，仮想の歯列弓周長を計測する（図1-23）．真鍮線は左右の中切歯の唇側に位置するほうの切縁を通る．遠心は第一大臼歯の近心接触点を通る．

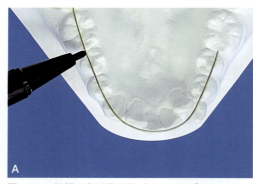 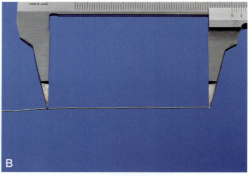

図1-23　仮想の歯列弓周長（アベイラブルアーチレングス）の計測
A：仮想の歯列弓に沿って真鍮線を屈曲する．その際，真鍮線の片方の断端は左側第一大臼歯近心接触点に一致させる．また，左右の中切歯の唇舌的位置がずれている場合には，唇側に位置するほうの中切歯の切縁中央を真鍮線が通るように屈曲する．その後，右側第一大臼歯近心接触点に印をつける
B：手指で真鍮線を伸ばして直線にした後，左側の断端から印をつけたところまでの長さをノギスで計測する（小数点第1位まで）

（2）リクワイアードアーチレングス（required arch length；歯冠近遠心幅径の総和）（図1-22）

　第二小臼歯から反対側の第二小臼歯までの歯冠幅径を計測し，和を算出する．

2）トゥースサイズレイシオ（tooth-size ratio） ステップ4

上下顎の歯冠近遠心幅径の総和を求め，その比率を算出したもので，上下顎歯列の不調和の程度を評価し，矯正歯科治療後の咬合状態を推測する際の参考とする（図1-24）．

$$\text{アンテリアレイシオ} \ (\text{anterior ratio}) = \frac{\text{下顎6前歯の歯冠近遠心幅径の総和（mm）}}{\text{上顎6前歯の歯冠近遠心幅径の総和（mm）}} \times 100 \ (\%)$$

日本人標準値：78.09±2.19%

$$\text{オーバーオールレイシオ} \ (\text{over-all ratio}) = \frac{\text{下顎12歯の歯冠近遠心幅径の総和（mm）}}{\text{上顎12歯の歯冠近遠心幅径の総和（mm）}} \times 100 \ (\%)$$

日本人標準値：91.37±2.10%

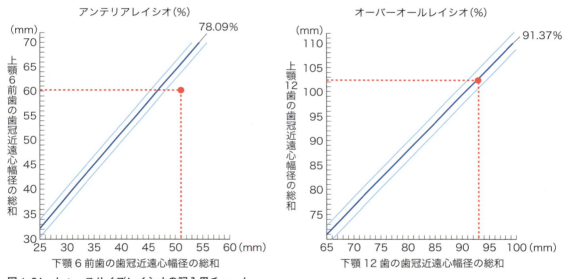

図1-24　トゥースサイズレイシオの記入用チャート
上下顎歯列の歯冠近遠心幅径の総和を示す線を引き（赤点線），直交する点（赤丸）が標準範囲内にあるか評価する

7. 正面頭部エックス線規格写真の分析

下顎骨の側方偏位，下顎骨の左右非対称，上下顎歯列の正中の偏位，咬合平面の水平的傾斜，歯列弓・歯槽基底弓幅径などの評価を行う．

8. 側面頭部エックス線規格写真の分析

前後的・垂直的な骨格系の特徴（上顎骨の大きさと位置，下顎骨の大きさと位置，上顎骨と下顎骨の相互的位置関係，下顎骨の形態）および歯系の特徴（上顎中切歯の唇舌的傾斜，下顎中切歯の唇舌的傾斜，上下顎中切歯間の角度，上顎大臼歯の位置，下顎大臼歯の位置，上下顎大臼歯の相互的位置関係）などの評価を行う．

1）計測点の設定（図1-25） ステップ5

側面頭部エックス線規格写真をトレースし，トレース上で計測点を設定する．

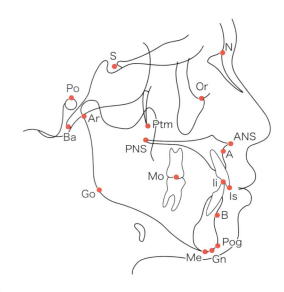

図1-25　計測点
①ナジオン nasion（N）
②セラ sella（S）
③オルビターレ orbitale（Or）
④ポリオン porion（Po）
⑤前鼻棘 anterior nasal spine（ANS）
⑥後鼻棘 posterior nasal spine（PNS）
⑦A点 point A（A）
⑧B点 point B（B）
⑨ポゴニオン pogonion（Pog）
⑩翼口蓋裂（翼上顎裂）pterygomaxillary fissure（Ptm）
⑪グナチオン gnathion（Gn）
⑫メントン menton（Me）
⑬ゴニオン gonion（Go）
⑭バジオン basion（Ba）
⑮アーティキュラーレ articulare（Ar）
⑯Mo
⑰Is
⑱Ii

(1) ナジオン nasion（N）（図1-26）
・前頭鼻骨縫合部の最前点
・前頭骨と鼻骨の骨上
・正中に存在（計測点の数：1）

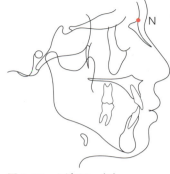
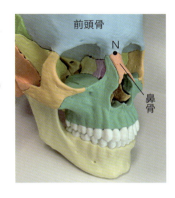

図1-26　ナジオン（N）

(2) セラ sella（S）（図1-27）
・蝶形骨トルコ鞍の壺状陰影像の中心点
・脳下垂体が存在する場所
・正中に存在（計測点の数：1）

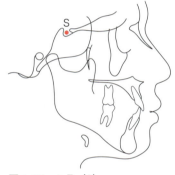
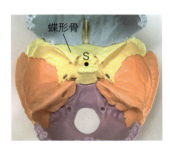

図1-27　セラ（S）

(3) オルビターレ orbitale（Or）（図1-28）
・眼窩骨縁の最下方点
・上顎骨と頬骨の骨上
・両側に存在（計測点の数：2）

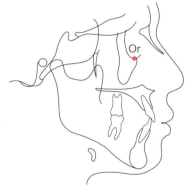
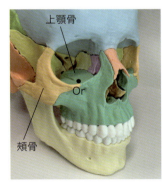

図1-28　オルビターレ（Or）

（4）ポリオン porion（Po）（図1-29）
- 骨外耳道上縁の最上方点
- 側頭骨の骨上
- 両側に存在（計測点の数：2）

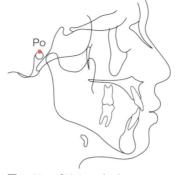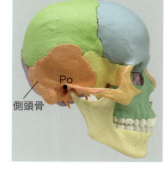

図1-29　ポリオン（Po）

（5）前鼻棘 anterior nasal spine（ANS）（図1-30）
- 前鼻棘の尖端点
- 上顎骨の骨上
- 正中に存在（計測点の数：1）

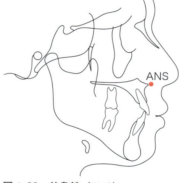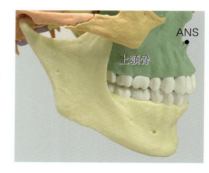

図1-30　前鼻棘（ANS）

（6）後鼻棘 posterior nasal spine（PNS）（図1-31）
- 後鼻棘の尖端点
- 口蓋骨の骨上
- 正中に存在（計測点の数：1）

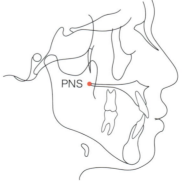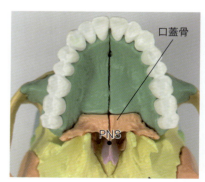

図1-31　後鼻棘（PNS）

(7) A点 point A（A）（図1-32）
- 前鼻棘と上顎中切歯間歯槽突起稜との間の上顎骨外形線上の最深点
- 上顎骨の骨上
- 正中に存在
  （計測点の数：1）

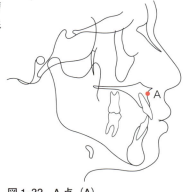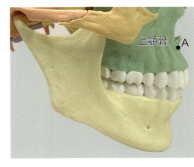

図1-32　A点（A）

(8) B点 point B（B）（図1-33）
- 下顎中切歯間歯槽突起稜とポゴニオンとの間の下顎骨外形線上の最深点
- 下顎骨の骨上
- 正中に存在
  （計測点の数：1）

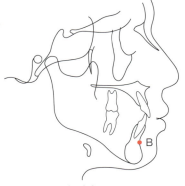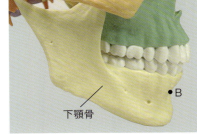

図1-33　B点（B）

(9) ポゴニオン pogonion（Pog）（図1-34）
- 下顎骨オトガイ部の正中断面像の最前方点
- 下顎骨の骨上
- 正中に存在
  （計測点の数：1）

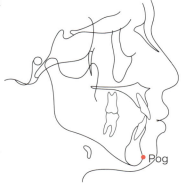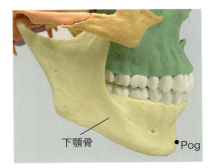

図1-34　ポゴニオン（Pog）

17

(10) 翼口蓋裂（翼上顎裂）pterygomaxillary fissure（Ptm）（図1-35）
・翼口蓋窩の陰影像の最下点
・上顎骨と蝶形骨から形成される
・両側に存在（計測点の数：2）

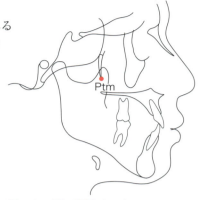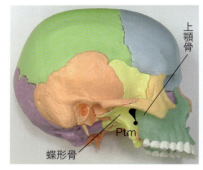

図1-35　翼口蓋裂（Ptm）

(11) グナチオン gnathion（Gn）（図1-36）
・顔面平面と下顎下縁平面とのなす角の二等分線が下顎骨オトガイ部の正中断面像と交わる点
・下顎骨の骨上
・正中に存在（計測点の数：1）

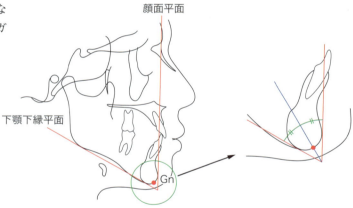

図1-36　グナチオン（Gn）

(12) メントン menton（Me）（図1-37）
・下顎骨オトガイ部の正中断面像の最下方点
・下顎骨の骨上
・正中に存在（計測点の数：1）

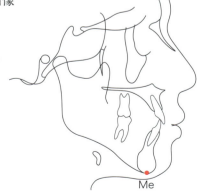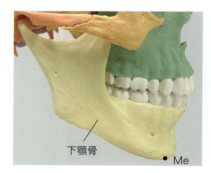

図1-37　メントン（Me）

(13) ゴニオン gonion（Go）（図1-38）
- 下顎下縁平面と下顎後縁平面とのなす角の二等分線が下顎角部外形線と交わる点
- 下顎骨の骨上
- 両側に存在（計測点の数：2）

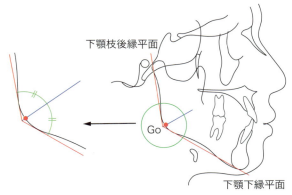
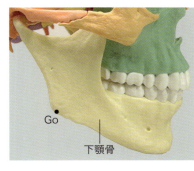

図1-38　ゴニオン（Go）

(14) バジオン basion（Ba）（図1-39）
- 大後頭孔の前縁上の最下方点
- 後頭骨の骨上
- 正中に存在（計測点の数：1）

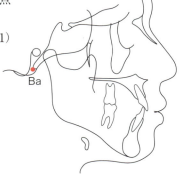
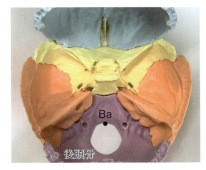

図1-39　バジオン（Ba）

(15) アーティキュラーレ articulare（Ar）（図1-40）
- 頭蓋底下縁の陰影像が下顎枝後縁と交わる点
- 作図上の点
- 両側に存在
  （計測点の数：2）

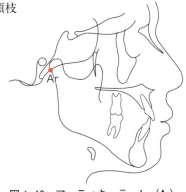

図1-40　アーティキュラーレ（Ar）

(16) Mo（図1-41）
・上下顎第一大臼歯の咬頭嵌合の中央点
（計測点の数：2）

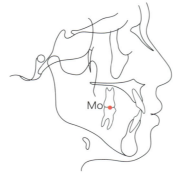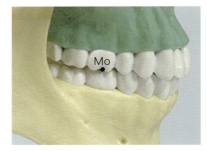

図1-41　Mo

(17) Is（図1-42）
・上顎中切歯切縁（計測点の数：2）

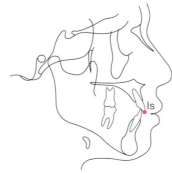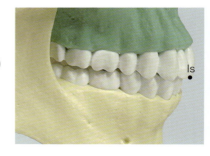

図1-42　Is

(18) Ii（図1-43）
・下顎中切歯切縁（計測点の数：2）

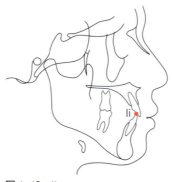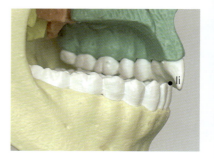

図1-43　Ii

2) 計測平面の設定（図1-44）ステップ6

トレース上の計測点を用いて計測平面を設定する．

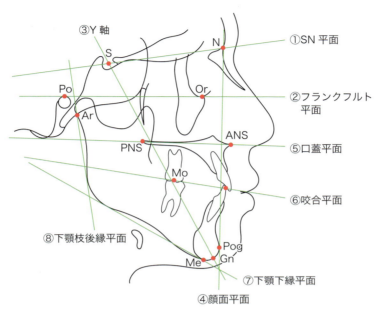

図1-44　計測平面
① SN平面　SN plane
② フランクフルト（FH）平面
　　Frankfort horizontal plane
③ Y軸　Y axis
④ 顔面平面　facial plane
⑤ 口蓋平面　palatal plane
⑥ 咬合平面　occlusal plane
⑦ 下顎下縁平面　mandibular plane
⑧ 下顎枝後縁平面　ramus plane

(1) SN平面（図1-45）
SとNを結ぶ直線

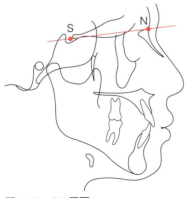

図1-45　SN平面

(2) フランクフルト平面（FH平面）（図1-46）
OrとPoを結ぶ直線

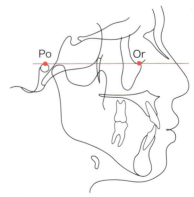

図1-46　フランクフルト平面（FH平面）

(3) Y軸（図1-47）
　SとGnを結ぶ直線

(4) 顔面平面（図1-48）
　NとPogを結ぶ直線

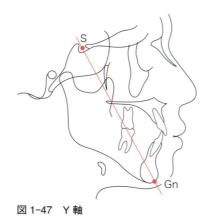

図1-47　Y軸

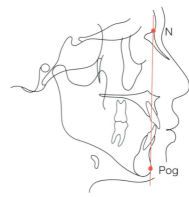

図1-48　顔面平面

(5) 口蓋平面（図1-49）
　ANSとPNSを結ぶ直線

(6) 咬合平面（図1-50）
　上下顎中切歯切縁の中点と上下顎第一大臼歯が咬頭嵌合した際の中央点とを結ぶ直線

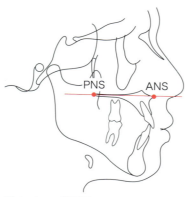

図1-49　口蓋平面

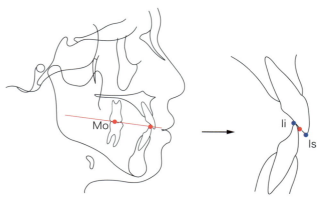

図1-50　咬合平面

（7）下顎下縁平面（図1-51）
Meから下顎下縁へ引いた接線

（8）下顎枝後縁平面（図1-52）
Arから下顎枝後縁へ引いた接線

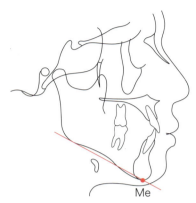

図1-51　下顎下縁平面

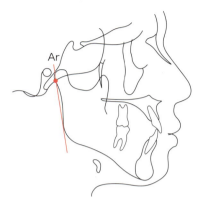

図1-52　下顎枝後縁平面

3）角度と距離の計測（主な計測項目） ステップ7, 8

側面頭部エックス線規格写真を分析するために多くの分析法が発表されており，さまざまな計測項目を用いて，顎顔面頭蓋の形態的特徴が評価されている．

その中でも，Downs法，Northwestern法，Tweed法などの計測項目が一般的である．

しかしいずれの計測項目を用いても，幾何学的誤差などにより，すべての形態的特徴を表せるわけではないことに注意する．顔貌の診察も含めて，軟組織・硬組織形態を総合的に評価することが重要である．

（1）Downs法
・1948年Downsによって発表された分析法である．
・フランクフルト平面を分析の基準とする．
・骨格系の計測項目と歯系の計測項目に大別して評価した．

> ★は歯科医師国家試験に頻出の項目

（a）骨格系の計測項目

★① 顔面角（facial angle）（図1-53）
定義：顔面平面とフランクフルト平面のなす角度
意義：オトガイ部の前後的位置を評価する．
解釈：角度が大きい場合はオトガイ部が前方位
　　　角度が小さい場合はオトガイ部が後方位

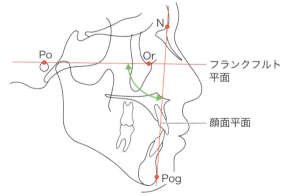

図1-53　顔面角

★② 上顎突出度（angle of convexity）（図 1-54）
　定義：直線 N-A と直線 A-Pog のなす角度（補角）
　意義：オトガイ部に対する上顎歯槽基底部の前後
　　　　的な位置を評価する．
　解釈：A 点が顔面平面より前方にある場合（＋）
　　　　は上顎歯槽基底が前方位
　　　　A 点が顔面平面より後方にある場合（－）
　　　　はオトガイ部が前方位

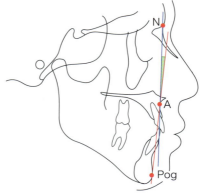

図 1-54　上顎突出度

★③ A-B 平面角（A-B plane angle）（図 1-55）
　定義：直線 A-B と顔面平面のなす角度（補角）
　意義：上下顎歯槽基底の前後的位置関係を評価する．
　解釈：顔面平面に対して A 点が B 点より前方に
　　　　ある場合は －，後方にある場合は ＋

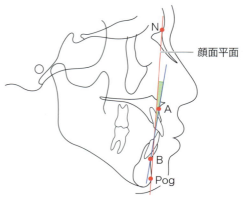

図 1-55　A-B 平面角

★④ フランクフルト平面に対する下顎下縁平面角
　　（FH plane to mandibular plane angle）（FMA）（図 1-56）
　定義：下顎下縁平面とフランクフルト平面のなす角度
　意義：上顔面に対する下顎下縁の傾斜度を評価する．
　解釈：角度が大きい場合は下顎下縁平面が急傾斜
　　　　（ハイアングル）
　　　　角度が小さい場合は下顎下縁平面が平坦
　　　　（ローアングル）

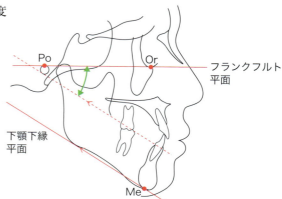

図 1-56　フランクフルト平面に対する下顎下縁平面角

★⑤ Y軸角（Y axis to FH plane angle）（図1-57）
　定義：Y軸とフランクフルト平面のなす角度
　意義：オトガイ部の位置，下顎骨の成長発育方向を
　　　　評価する．
　解釈：角度が小さい場合はオトガイ部が<u>前方位</u>
　　　　角度が大きい場合はオトガイ部が<u>後方位</u>

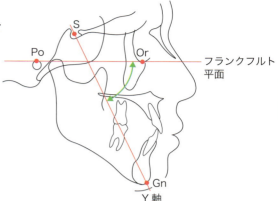

図1-57　Y軸角

(b) 歯系の計測項目

★⑥ 咬合平面傾斜角（cant of occlusal plane angle）（図1-58）
　定義：咬合平面とフランクフルト平面のなす角度
　意義：咬合平面の傾斜度を評価する．

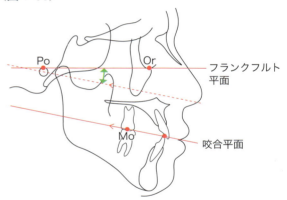

図1-58　咬合平面傾斜角

★⑦ 上下顎中切歯歯軸傾斜角（interincisal angle）（図1-59）
　定義：上下顎中切歯歯軸が交差する角度
　意義：上顎中切歯軸と下顎中切歯軸の関係を評価する．
　解釈：角度が大きい場合は上下顎中切歯が<u>舌側傾斜</u>
　　　　角度が小さい場合は上下顎中切歯が<u>唇側傾斜</u>

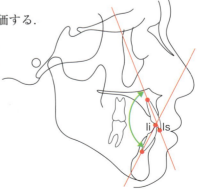

図1-59　上下顎中切歯歯軸傾斜角

25

★⑧ 下顎下縁平面に対する下顎中切歯歯軸傾斜角
　（L1 to mandibular plane angle）（IMPA）（図 1-60）
定義：下顎中切歯歯軸と下顎下縁平面のなす角度
意義：下顎骨体に対する下顎中切歯の傾斜度を評価する．

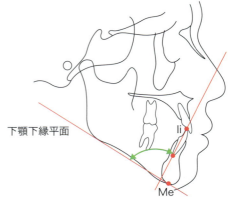

図 1-60　下顎下縁平面に対する下顎中切歯歯軸傾斜角

⑨ 咬合平面に対する下顎中切歯歯軸傾斜角
　（L1 to occlusal plane angle）（図 1-61）
定義：下顎中切歯歯軸と咬合平面のなす角度（余角）
意義：咬合平面に対する下顎中切歯の傾斜度を評価する．

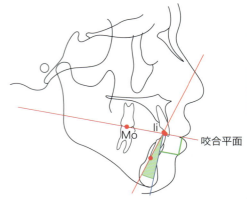

図 1-61　咬合平面に対する下顎中切歯歯軸傾斜角

⑩ 上顎中切歯突出度（distance U1 to A-P）（図 1-62）
定義：上顎中切歯切縁から直線 A-Pog までの垂直距離（mm）
意義：上顎中切歯の突出度を評価する．

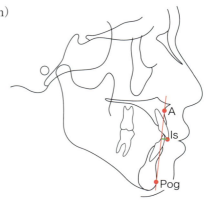

図 1-62　上顎中切歯突出度

(2) Northwestern 法
- Northwestern 大学の Graber らによって発表された分析法である．
- Downs 法と並び広く用いられている．
- 骨格系の計測項目と歯系の計測項目に大別して評価した．
- SN 平面を分析の基準とした．⇒ 7 歳以降では SN 平面は成長変化が少なく安定していて，フランクフルト平面より再現性が優れている．

(a) 骨格系の計測項目
① 上顎突出度（angle of convexity）⇒ Downs 法参照

★② SNA 角（SNA angle）（図 1-63）
定義：SN 平面と直線 N-A のなす角度
意義：頭蓋底に対する上顎歯槽基底部の前後的位置を評価する．
解釈：角度が大きい場合は上顎歯槽基底が前方位
　　　角度が小さい場合は上顎歯槽基底が後方位

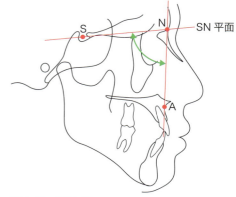

図 1-63　SNA 角

★③ SNB 角（SNB angle）（図 1-64）
定義：SN 平面と直線 N-B のなす角度
意義：頭蓋底に対する下顎歯槽基底部の前後的位置を評価する．
解釈：角度が大きい場合は下顎歯槽基底が前方位
　　　角度が小さい場合は下顎歯槽基底が後方位

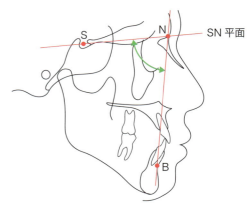

図 1-64　SNB 角

★④ ANB 角（ANB angle）（図 1-65）
　定義：直線 A-N と直線 N-B のなす角度
　意義：SNA 角から SNB 角を引いた値．
　　　　上下顎歯槽基底部の前後的位置関係を評価する．

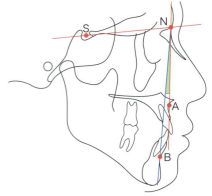

図 1-65　ANB 角

⑤ SN 平面に対する下顎下縁平面角
　　（SN plane to mandibular plane angle）（図 1-66）
　定義：下顎下縁平面と SN 平面のなす角度
　意義：下顎下縁の傾斜度を評価する．

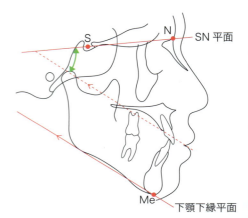

図 1-66　SN 平面に対する下顎下縁平面角

(b) 歯系の計測項目
⑥ SN 平面に対する上顎中切歯歯軸傾斜角
　　（U1 to SN plane angle）（図 1-67）
　定義：上顎中切歯歯軸と SN 平面のなす角度
　意義：頭蓋底に対する上顎中切歯歯軸の傾斜度を評価する．

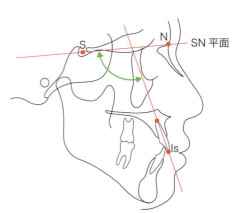

図 1-67　SN 平面に対する上顎中切歯歯軸傾斜角

⑦ 下顎下縁平面に対する下顎中切歯歯軸傾斜角（L1 to mandibular plane angle）⇒ Downs 法参照
⑧ 咬合平面に対する下顎中切歯歯軸傾斜角（L1 to occlusal plane angle）⇒ Downs 法参照
⑨ 上下顎中切歯歯軸傾斜角（interincisal angle）⇒ Downs 法参照
⑩ 顔面平面に対する上顎中切歯切縁の位置関係
（distance U1 to facial plane）（図 1-68）
定義：上顎中切歯切縁から顔面平面までの垂直距離
　　　（mm）
意義：上顎中切歯の突出度を評価する．

※①⑦⑧⑨は Downs 法と同様（Downs 法参照）．

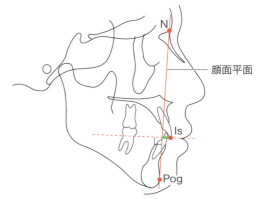

図 1-68　顔面平面に対する上顎中切歯切縁の位置関係

(3) Tweed 法

・Tweed は，調和のとれた顔貌，安定した咬合が得られた症例をもとに，FMA，FMIA，IMPA といった計測項目について基準値を求め，この値をもとに抜歯の判定を行った（☞p.33参照）．
・治療目標となる理想的な下顎中切歯の歯軸傾斜を決定する分析法で，抜歯・非抜歯の判定に用いる．
・Tweed の三角はフランクフルト平面・下顎下縁平面・下顎中切歯歯軸からなる三角形である（図 1-69）．

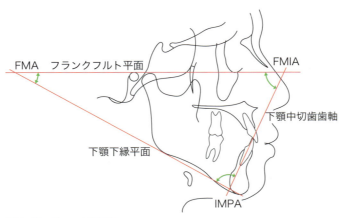

図 1-69　Tweed の三角

★① FMA（Frankfort mandibular angle）（図 1-69）⇒ Downs 法参照
★② FMIA（Frankfort mandibular incisor angle）（図 1-69）
　定義：下顎中切歯歯軸とフランクフルト平面のなす角度
　意義：上顔面に対する下顎中切歯歯軸の傾斜度を評価する．
★③ IMPA（incisor mandibular plane angle）（図 1-69）⇒ Downs 法参照

29

(4) その他の計測項目

① FH-SN 平面角（FH to SN plane angle）（図 1-70）
定義：SN 平面とフランクフルト平面のなす角度

② フランクフルト平面に対する下顎枝後縁平面角
　（ramus to FH plane angle, ramus inclination）（図 1-70）
定義：下顎枝後縁平面とフランクフルト平面のなす
　　　角度（余角）

③ N-S-Ba（頭蓋底角）（図 1-70）
定義：直線 NS（SN 平面）と直線 S-Ba のなす角度

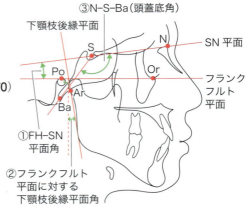

図 1-70　その他の計測項目

★④ SNP 角（SNP angle）（図 1-71）
　定義：SN 平面と顔面平面のなす角度
　意義：頭蓋底に対するオトガイ部の位置を評価する
　解釈：角度が大きい場合はオトガイ部が前方位
　　　　角度が小さい場合はオトガイ部が後方位

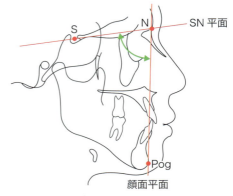

図 1-71　SNP 角

★⑤ 下顎角（Gonial angle）（図 1-72）
　定義：下顎下縁平面と下顎枝後縁平面のなす角度
　意義：下顎骨の形態を表す
　解釈：角度が大きい場合は下顎角が開大
　　　　角度が小さい場合は下顎角が狭小

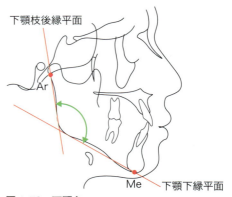

図 1-72　下顎角

★⑥ フランクフルト平面に対する上顎中切歯歯軸傾斜角
　　（U1 to FH plane angle）（図 1-73）
　定義：上顎中切歯歯軸とフランクフルト平面とのなす角度
　意義：上顔面に対する上顎中切歯の傾斜度を評価する
　解釈：角度が大きい場合は上顎中切歯の唇側傾斜
　　　　角度が小さい場合は上顎中切歯の舌側傾斜

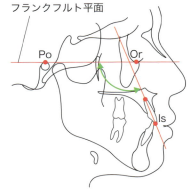

図 1-73　フランクフルト平面に対する上顎中切歯歯軸傾斜角

★⑦ SN 平面に対する下顎枝後縁平面角（下顎枝傾斜角）
　　（Ramus to SN plane angle）（図 1-74）
　定義：下顎枝後縁平面と SN 平面とのなす角度
　意義：下顎枝の前後的傾斜を評価する
　解釈：角度が大きい場合は下顎枝の後方傾斜
　　　　角度が小さい場合は下顎枝の前方傾斜

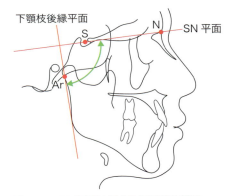

図 1-74　SN 平面に対する下顎枝後縁平面角（下顎枝傾斜角）

4）ポリゴン表の作成　ステップ 9

側面頭部エックス線規格写真の分析項目の計測値について，標準的な値との比較を行うために，ポリゴン表を作成する．標準値（Mean）を中心に±1標準偏差（standard deviation：S.D.）（図 1-75）の幅の範囲を外れて大きい，あるいは小さいデータを標準的でないとして，診断に役立てる（図 1-76）．

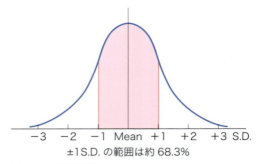

図 1-75　標準偏差

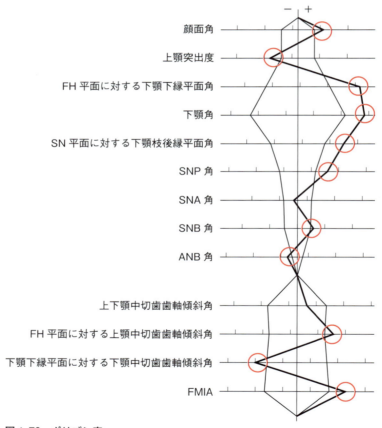

図 1-76　ポリゴン表
○は±1標準偏差の範囲を外れた項目を示す

4 Tweed の分析，抜歯・非抜歯の判定 ステップ10

1. Tweed の抜歯基準

　Tweed は，①側貌の最良の均衡と調和，②治療後の咬合の安定，③健康な口腔組織，④能率的な咀嚼機構という目標を達成するためには，永久歯の抜去を要する場合があることを認め，客観的な診断基準を提唱した．これを Tweed の抜歯基準という．

　本実習では口腔模型の分析（☞ p.11，12 参照）で算出したアーチレングスディスクレパンシーを補うために，側面頭部エックス線規格写真を用いて算出するヘッドプレートコレクションの求め方を修得する．

2. Tweed の三角

　Tweed の三角は，フランクフルト平面（FH 平面），下顎下縁平面，下顎中切歯歯軸の 3 つから構成される．その 3 つの角，すなわち①FH 平面に対する下顎下縁平面角（FMA），②下顎下縁平面に対する下顎中切歯歯軸傾斜角（IMPA），③FH 平面に対する下顎中切歯歯軸傾斜角（FMIA）によって構成される（図 1-77）．

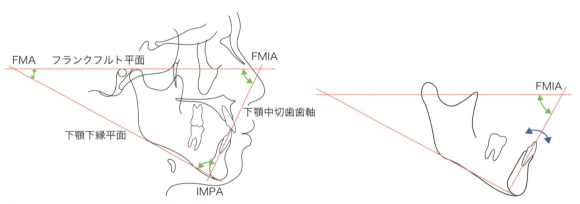

図 1-77　Tweed の三角と下顎中切歯の位置

3. アーチレングスディスクレパンシー（arch length discrepancy）

　☞ p.11 参照

4. ヘッドプレートコレクション（head plate correction）（図 1-78）

　Tweed は，咬合の安定には下顎中切歯の唇舌的傾斜角度が適正であることが重要であると考えて基準を設けた．この下顎中切歯の歯軸を改善するために必要なスペース（ヘッドプレートコレクション）は，側面頭部エックス線規格写真上で下顎中切歯の歯軸の変化を予測して算出する（ヘッドプレートとは，側面頭部エックス線規格写真の撮影フィルムを意味する用語である）．

　Tweed は FMIA の理想値を 65° に設定したが，日本では岩澤（1974 年）が提唱した 57° を治療目標として用いるのが一般的である．

1) フランクフルト（FH）平面の設定

トレース上で，OrとPoを通過するFH平面を記入する（緑実線）.

2) 下顎中切歯歯軸（FMIA）の設定

FH平面に対して，下顎中切歯の切縁中央と根尖を通過する歯軸を記入する（緑実線）.

3) 治療目標となる下顎中切歯歯軸の設定

下顎中切歯の根尖を通過し，かつFMIAの理想値57°（治療目標）となるようFH平面に対して下顎中切歯の歯軸を記入する（赤点線）.

4) ヘッドプレートコレクションの算出

ヘッドプレートプレートコレクションの算出には，①下顎中切歯切縁の移動量を計測する方法と，②FMIAの変化量から算出する方法がある.

（1）下顎中切歯切縁の移動量を計測する方法（図1-78a）

① 治療目標となる下顎中切歯歯軸（赤点線）に対して，下顎中切歯切縁から咬合平面（赤実線）に平行な線（青実線）を引き，現在の下顎中切歯切縁から治療目標となる下顎中切歯切縁の移動距離を計測する.

② この距離（青実線）は，側面頭部エックス線規格写真で正中部において測定した移動距離である. 下顎中切歯の位置変化の量は，歯列の両側に同等に影響することを考慮して値を2倍し，これをヘッドプレートコレクションの値とする.

（例）下顎中切歯切縁を3mm舌側移動させる場合

　　　ヘッドプレートコレクション＝－3mm×2＝－6mm

（2）FMIAの変化量から算出する方法（図1-78b）

① 治療目標となる下顎中切歯歯軸として，根尖を通りFH平面に対して57°となる直線を引く（赤点線）（**（1）**と同様）.

② 下顎中切歯歯軸（緑実線）と治療目標となる下顎中切歯歯軸（赤点線）のなす角を計測する.

③ 下顎中切歯歯軸の角度変化が2.5°の場合に1mmの距離変化と換算するため，②で計測した角度を2.5°で除算し，下顎中切歯切縁の唇舌的な位置の変化量を算出する. （1）と同様に，下顎中切歯の位置変化の量は，歯列の両側に同等に影響することを考慮して値を2倍し，これをヘッドプレートコレクションの値とする.

（例）FMIAが47°の患者の場合

① 患者のFMIAから理想値を減算する.

　　　47°－57°＝－10°　　　　　→10°下顎中切歯を舌側傾斜する必要がある.

② 2.5°を1.0mmと換算するため，①の結果を2.5で除算する.

　　　－10÷2.5＝－4.0mm

③ 両側中切歯を考慮して②の結果を2倍する.

　　　－4.0mm×2＝－8.0mm　　　→ヘッドプレートコレクションは－8.0mmとなる.

計算式：ヘッドプレートコレクション $= (FMIA - 57) \times (1mm/2.5°) \times 2$

　　　　　　　　　　　　　　　　$= (FMIA - 57) \times 0.4 \times 2$

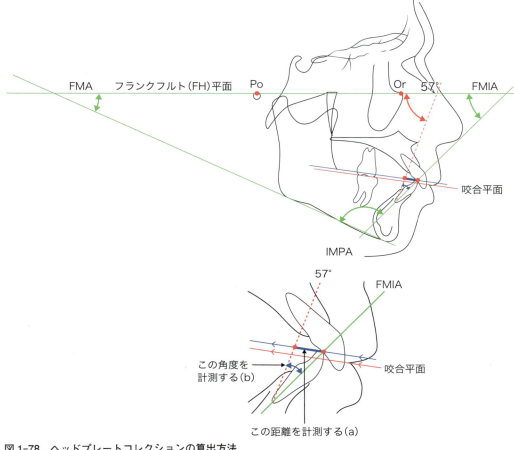

図1-78　ヘッドプレートコレクションの算出方法

5) Spee 彎曲の平坦化に必要な長さの算出

　Spee 彎曲の平坦化に必要な長さをヘッドプレートコレクションに含める場合がある．通常は下顎の口腔模型上で歯列の両側それぞれで彎曲が最も深い位置にある臼歯の頰側咬頭頂（最も低い位置にある頰側咬頭頂）から咬合平面までの垂直距離をそれぞれ Spee 彎曲の深さとして計測し，その平均（左右の計測値を合算して1/2した値）を Spee 彎曲の平坦化に必要な長さの値とする．この Spee 彎曲の平坦化に必要な長さの値は，ヘッドプレートコレクションから減算される．

5. トータルディスクレパンシー（total discrepancy）の算出

　トータルディスクレパンシーは，アーチレングスディスクレパンシーとヘッドプレートコレクションを合算して求める．

6. Tweed の抜歯基準

　Tweed は抜歯・非抜歯を判断するための基準として，トータルディスクレパンシーが－4.0 mm より小さい値（たとえば－6.0 mm や－8.0 mm）の場合は永久歯の抜去が必要であると評価した．

5 問題リストと解決策の作成 ステップ 11

　問題リストと解決策の作成とは，診察および形態的・機能的検査により得られた分析結果を評価し，問題リストを作成，矯正歯科治療目標の確立，治療計画の設定および予後の推定を行う過程である.

II ワイヤーベンディング（線屈曲）

学習目標（GIO）
矯正歯科治療に用いる各種ワイヤーの特性を理解し，ワイヤーベンディングの技能を習得する．

行動目標（SBOs）
1) ワイヤーの特性を説明する．
2) プライヤーの使用法に熟達する．
3) ループの使用目的を説明する．
4) 目的に応じたワイヤーを屈曲する．

1 使用する器材・器具

① 矯正用ラウンドワイヤー（直径 0.016 インチ*），矯正用レクタンギュラーワイヤー（0.017×0.025 インチ）（図 2-1）
② プライヤー（図 2-2～5）
③ ワイヤーニッパー（図 3-8 参照）

＊1.0 インチ≒25.4 mm

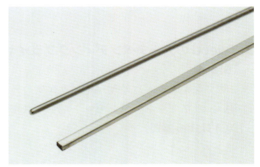

図 2-1　矯正用ラウンドワイヤー（上），矯正用レクタンギュラーワイヤー（下）

2 ワイヤーベンディングに使用するプライヤーの選択

各種プライヤーから使用目的にあったものを選択する（図 2-2～5）．

1. ライトワイヤープライヤー（カッター付き）
（図2-2）

プライヤーの先端（ビーク）は円錐（丸のビーク）と四角錐（角のビーク）でアーチワイヤーの屈曲やループを付与するのに用いる．矯正用ラウンドワイヤー（0.014～0.020インチ）などは，ビークが細く，繊細な屈曲ができるライトワイヤープライヤーを用いる（☞ p.63, 65, 86, 89, 120参照）．ビークが細いプライヤーを太いワイヤー（直径0.5 mmを超えるラウンドワイヤーなど）の屈曲に使用すると，ビークが破損しやすい．

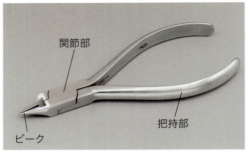

図2-2　ライトワイヤープライヤー

2. バードビークプライヤー（Angleのプライヤー）
（図2-3）

比較的細いワイヤーの屈曲に用いられ，各種ループやクラスプの屈曲に適している（☞ p.86, 89参照）．

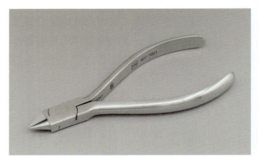

図2-3　バードビークプライヤー（Angleのプライヤー）

3. Tweedのアーチベンディングプライヤー
（図2-4）

レクタンギュラーワイヤーやスクエアワイヤーの屈曲に用い，オフセット，インセット，トルクを与える（☞ p.120, 134, 135参照）．

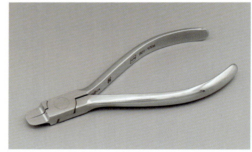

図2-4　Tweedのアーチベンディングプライヤー

4. Youngのプライヤー（図2-5）

ビークは3段の円筒状になっており，先端にいくにつれ細くなっている．0.5～0.9 mmのワイヤーの屈曲に用いるが，0.7 mm以上のワイヤーを屈曲する際は先端部を用いてはならない．先端部は舌側弧線装置の補助弾線の屈曲に用いる（☞ p.78, 101, 102, 103, 149, 150, 158, 159参照）．

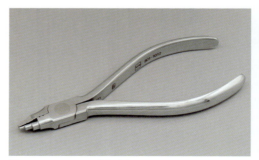

図2-5　Youngのプライヤー

3 プライヤーの把持

動画 2-1

動画 2-2

基本的には**図 2-6** のように把持する．特にレクタンギュラーワイヤーや直径が太いラウンドワイヤーなどの屈曲には，この形の把持が適している．また，プライヤーは必要以上に強く把持しない．強く把持するとプライヤーの先端を傷めるばかりでなく，ワイヤーの一部に曲げ応力が集中し，ワイヤーが破折する原因となることがある．

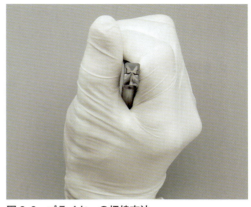

図 2-6　プライヤーの把持方法

4 ワイヤーベンディングの原則

動画 2-3

ワイヤーは**図 2-7A** で示す方向に屈曲する．
何度も屈曲し直すと，ワイヤーを傷つけたり，金属の結晶構造の変化による加工硬化で弾力が低下したりするため，1 回で正確に屈曲することが望ましい．

動画 2-4

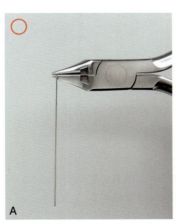
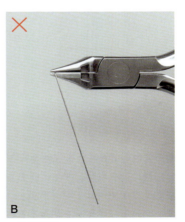

図 2-7　屈曲後のワイヤーとプライヤーの位置関係
A：良い例，B：悪い例

1. 鈍角の屈曲（図2-8）

　ワイヤーをスムーズなカーブに屈曲するには，プライヤーを少しずつ曲げる方向へずらしながら（→），プライヤーの先から離れた部分のワイヤーを屈曲したい方向へ押さえ（▲），歪みを広範囲に分散させる．

2. 鋭角の屈曲（図2-9）

　ワイヤーを鋭角に屈曲するには，プライヤーで把持した近くのワイヤーの部分を指先で押さえ，まず直角に近い角度まで屈曲し（▲），次にプライヤーを屈曲した部分からわずかに離した位置にずらし（→），もう一度同じ操作を繰り返す．こうすることによりプライヤーのビークの太さに関係なくワイヤーを鋭角に屈曲することができる．

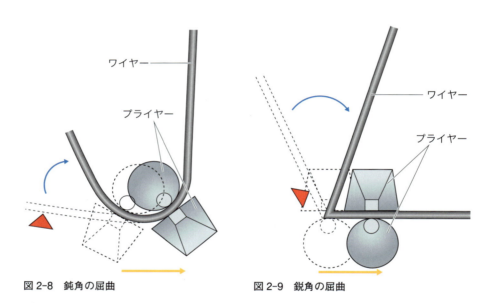

図2-8　鈍角の屈曲　　　図2-9　鋭角の屈曲

注意点

1. 1つの屈曲が完成してから次の屈曲を行う．
2. 屈曲中には，他の部分（特にすでに屈曲した部分）に触れて変形させないように注意する．
3. 屈曲が完成したワイヤーは，同一平面上にあることを確認する．
4. ワイヤーニッパーでワイヤーを切断するときは，ワイヤーの断端が飛ばないよう両端を把持する（☞p.60, 83参照）．

5 オープンバーティカルループ（0.016インチ）（図2-10） ステップ1

1. 用途
歯の唇舌的移動，近遠心移動，捻転歯の改善に用いる．

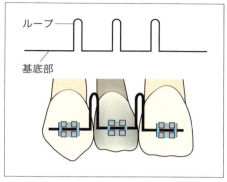

図2-10 オープンバーティカルループ

2. 屈曲方法（図2-11）

① プライヤーの角のビークに沿って，直角に屈曲する（図2-11A）．
② 距離を合わせ，丸のビークに沿って，平行になるまで屈曲する（図2-11B）．
③ ループの基底部が一致するように，平行になったループを直角に屈曲する（図2-11C, D）．

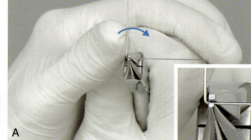
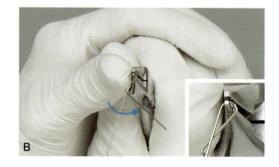
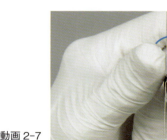
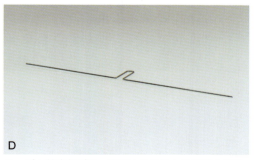

ループと基底部が同一平面上になるように屈曲する

図2-11 オープンバーティカルループの屈曲

6 ホリゾンタルループ（0.017×0.025インチ）（図2-12） ステップ2

1. 用　途
歯の垂直的移動，近遠心的移動，捻転歯の改善に用いる．

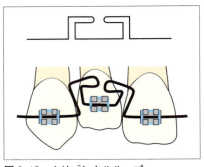

図2-12　ホリゾンタルループ

2. 屈曲方法（図2-13）
① プライヤーの角のビークに沿って，直角に屈曲する（図2-13A）．
② 距離を合わせ，もう一度直角に屈曲する（図2-13B）．
③ 距離を合わせ，丸のビークに沿って，平行になるまで屈曲する（図2-13C）．
④ 平行になったループの水平部分を直角に屈曲する（図2-13D）．
⑤ ループの基底部が一致するように直角に屈曲する（図2-13E）．

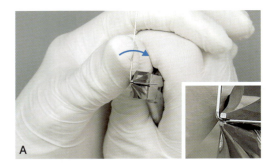
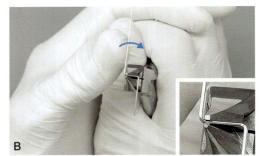
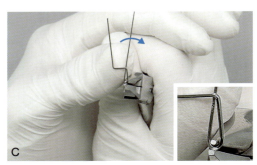
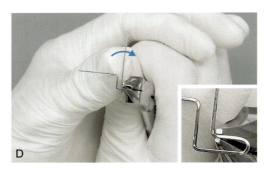
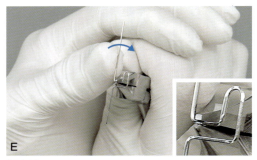

図2-13　ホリゾンタルループの屈曲

7 オメガループ（0.016インチ）（図2-14） ステップ3

1. 用 途
- マルチブラケット装置で，アーチワイヤー上の大臼歯のチューブの近心に付与することにより，大臼歯の近心移動を防止するために用いる．
- 大臼歯のチューブと結紮することでクロージングループの活性化を行う．

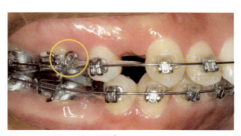

図2-14 オメガループ

2. 屈曲方法（図2-15）
① ワイヤーを直角に近い角度まで屈曲し，次にプライヤーを屈曲した部分からわずかに離した位置にずらし，45°以下まで屈曲する（図2-15A）．
② 距離を合わせ，丸のビークに沿って，プライヤーを少しずつ屈曲した方向へずらしながら円を描くように屈曲する（図2-15B）．
③ 直角になった部分を把持し，ループの基底部が一致するように直角に屈曲する（図2-15C）．

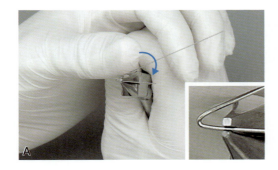
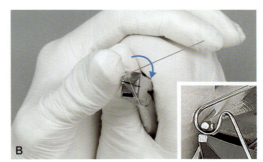
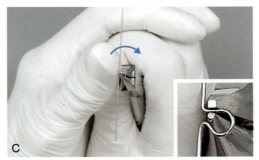

図2-15 オメガループの屈曲

8 クロージングループ（0.017×0.025インチ）（図2-16） ステップ4

1. 用 途
マルチブラケット装置のアーチワイヤーに付与し，空隙の閉鎖に用いる．

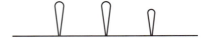

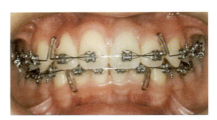

図2-16 クロージングループ

2. 屈曲方法（図2-17）
① ワイヤーを直角に近い角度まで屈曲し，次にプライヤーを屈曲した部分からわずかに離した位置にずらし，90°以下まで鋭角に屈曲する（図2-17A）．
② 距離を合わせ，丸のビークに沿って，図2-17Bに示すように屈曲する．
③ ループの基底部が一致するように，①と同様に90°以下になるように屈曲する（図2-17C）．
④ ループを図2-17Dの赤矢印の方向に手指で軽い力で開いたときに（活性化），緑矢印の力が作用して，元の形に復元することを確認する（図2-17D）．

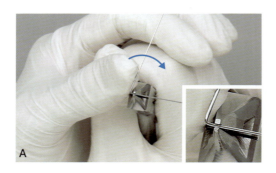
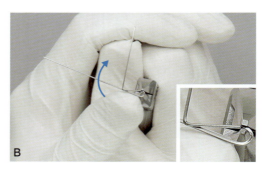
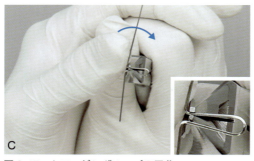
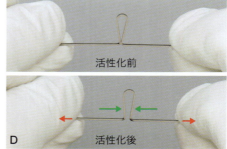

図2-17 クロージングループの屈曲

9 アーチフォーム（0.016インチ）（図2-18） ステップ5

1. 用 途
歯列弓の唇・頬側面に沿ったアーチ状の形態をもち，マルチブラケット装置による矯正歯科治療で用いる．

2. 屈曲方法（図2-19）
① ライトワイヤープライヤーでワイヤーを把持し，手指でしごいてアーチフォームの形態を付与する（図2-19A, B）．
② 左右の対称性を確認する（図2-19C〜E）．

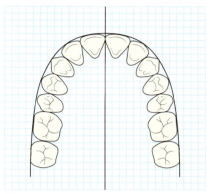

図2-18　上顎用アーチフォーム

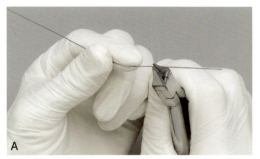
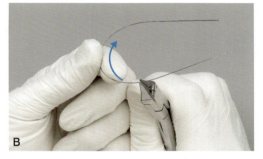
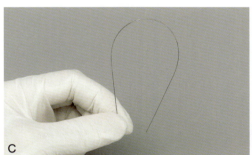
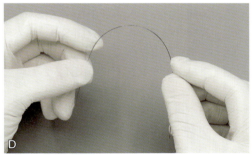
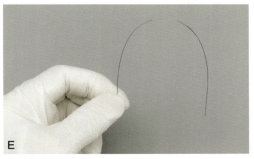

図2-19　手指によるラウンドワイヤーのアーチフォーム形成

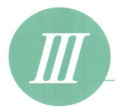

III 自在ろう着

学習目標（GIO）
矯正装置の製作に用いる自在ろう着の知識と技能を習得する．

行動目標（SBOs）
1）ろう着に用いる機器の使用法を理解する．
2）ろう着の原理を理解する．
3）自在ろう着を実施する．
4）補助弾線をろう着し屈曲する．

1 使用する器材・器具

① 矯正用ラウンドワイヤー 0.9 mm 線（図 3-1）
② 矯正用ラウンドワイヤー 0.5 mm 線（図 3-1）
③ 歯科用銀ろう（図 3-2）
④ フラックス（図 3-3）
⑤ 歯科用バーナー，充塡用ガスボンベ（図 3-4）
⑥ ろう着用ピンセット（図 3-5）
⑦ マーキングペンシル（白）（図 3-6）
⑧ エバンス（図 3-7）
⑨ ライトワイヤープライヤー（図 2-2 参照）
⑩ ワイヤーニッパー（図 3-8）
⑪ ラバーボウル（図 3-9）
⑫ カーボランダムポイント（図 3-10）
⑬ ペーパーコーン（図 3-11）
⑭ シリコーンポイント（茶，青）（図 3-12）
⑮ チャモイスホイール（図 3-13）
⑯ 歯科用金属研磨材（図 3-13）
⑰ 実習用白布（図 3-14）
⑱ 石膏ボード（図 3-15）

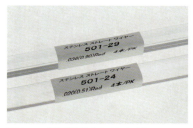
図3-1　矯正用ラウンドワイヤー
（上：0.9 mm線，下：0.5 mm線）

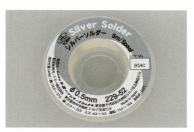
図3-2　歯科用銀ろう

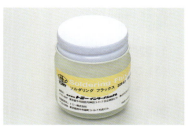
図3-3　フラックス

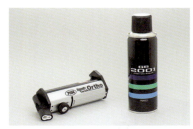
図3-4　歯科用バーナー，充填用ガスボンベ

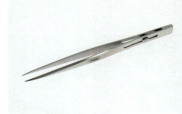
図3-5　ろう着用ピンセット

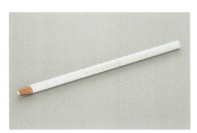
図3-6　マーキングペンシル（白）

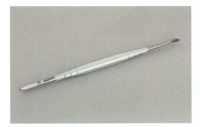
図3-7　エバンス

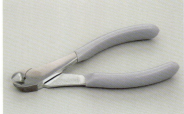
図3-8　ワイヤーニッパー

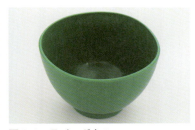
図3-9　ラバーボウル

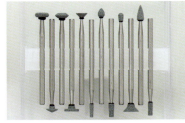
図3-10　カーボランダムポイント

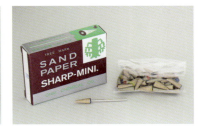
図3-11　ペーパーコーン

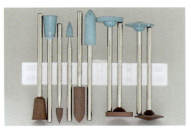
図3-12　シリコーンポイント（茶，青）

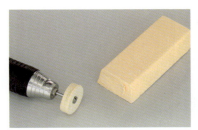
図3-13　チャモイスホイール，歯科用金属研磨材

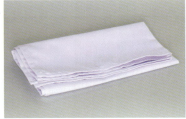
図3-14　実習用白布

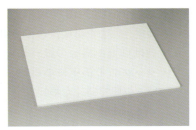
図3-15　石膏ボード

2 事前準備

1. 製作前に行うこと
(1) フラックスの軟化
　フラックスが乾燥している場合は，適量の水を加えクリーム状に軟化する（図3-16）．

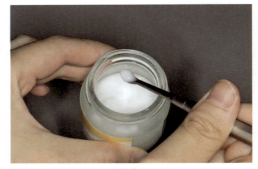

図3-16　フラックスの軟化

(2) ろう着用ピンセット表面の酸化処理
　ろう着用ピンセット自体にろうが流れないようにするために，先端から2cm程度を歯科用バーナーで加熱し，酸化膜をつくる（図3-17）．

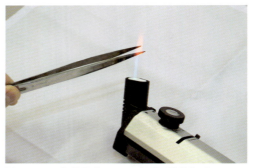

図3-17　ろう着用ピンセット表面の酸化処理

2. 器材の配置
- 実習用白布の上に石膏ボードを置き，その上で作業を行う（図3-18）．
- ろう着後，ただちに冷却できるようにラバーボウルに水を入れ，手の届く位置に置く．
- 実習書や練習用チャートなどの紙類，燃えやすいものは離れた場所に置く．

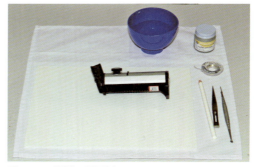

図3-18　器材の配置例

3. 歯科用バーナー使用時の注意事項
1) 置き方（図3-19）
- 横置き，または縦置きで使用する．
- 炎は真上や自分のほうに向けない（火傷やフラックスの落下によるバーナー火口の目詰まり，故障を防ぐため）．

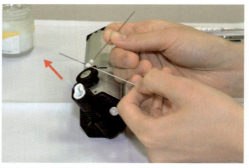

図3-19　歯科用バーナーの置き方

2) 手指の固定（図 3-20）

- 空いている左右の手指（薬指や小指など）を接触させて，両手を固定する．
- 腕や肘を机に置き，両腕を固定する．

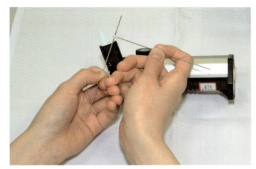

図 3-20　手指の固定

3) 炎の調節（図 3-21）

- 炎の先端が尖るように調整する．
- 還元炎の高さは 2 cm 程度にする．
- ろう着には還元炎を使用する．

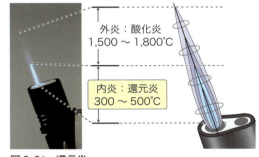

図 3-21　還元炎

4) 還元炎による加熱

- 還元炎に対して，ワイヤーを横から近づけるように加熱する（図 3-22 左）．
- 酸化炎を当てない．
- ワイヤーは炎の上を通さないように注意する（図 3-22 右）．
- 使用後はこまめに火を消す．

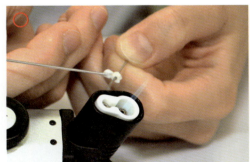 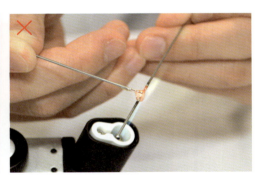

図 3-22　還元炎による加熱

> **注意点**
> 加熱後はワイヤーが高温になっているため，ラバーボウルに水を入れ，その都度冷却する．

4. 歯科用銀ろう
融解したろうを金属間へ流し込み，金属同士を接合させる．

1) 特　徴
- ワイヤーより低い温度で融解する．
- 形状は線状である．

2) 成　分
銀，銅，亜鉛，スズ

3) 適用合金
- ニッケルクロム合金
- コバルトクロム合金
- 18-8 ステンレススチール
- 銀合金

5. アンチフラックス
融解したろうが不必要な部位に流れないように，ろうの流れる範囲を制限するために用いる．ろうが広範囲に流れることによる，接合強度の低下や耐食性の低下を防止する効果がある．マーキングペンシルや油性マジックを用いる（図3-23）．

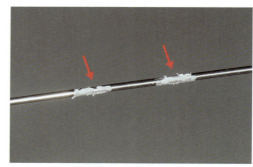

図 3-23　アンチフラックスの塗布

6. フラックス
ろう着面やろうに塗布する（図3-24）．

1) 効果，用途
- ろうの流れをよくする．
- ろう着面の酸化を防止する．
- 加熱により酸化物を除去する．
- ろうより低い温度で融解する．

2) 成　分
ホウ酸カリウム，ホウフッ化カリウム

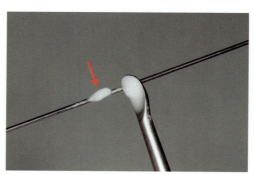

図 3-24　フラックスの塗布

3 自在ろう着の方法

動画 3-1

1. 流ろう

① 0.9 mm 線のろう着部位に，エバンスややすりを用いて印をつける（図3-25）．

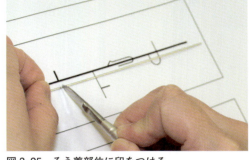

図 3-25 ろう着部位に印をつける

② ろうを流したくない部分には，アンチフラックスとしてマーキングペンシルや油性マジックを塗っておくと，必要のない部分にろうが流れにくくなる（図3-26）．

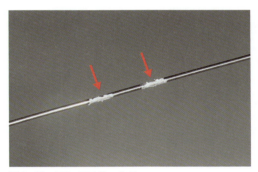

図 3-26 アンチフラックス

③ ろう着したい部分にフラックスを塗布する（図3-27）．

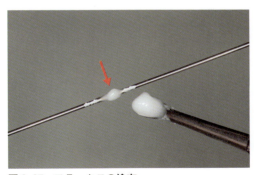

図 3-27 フラックスの塗布

④ 還元炎の先端部に対して，フラックスを塗布した部分を横方向からゆっくりと近づけて徐々に加熱する．フラックスが透明なガラス状になるまで加熱する（図3-28）．

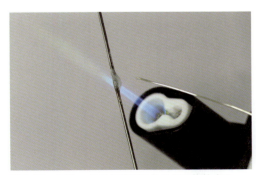

図 3-28 フラックスが透明になるまで加熱する

51

⑤ 0.9 mm 線の位置をずらさずに，ろうを炎に近づけながら加熱し，所定の位置にろうを流す（図 3-29）．

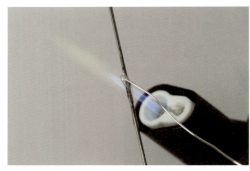

図 3-29　ろうを流す

⑥ ろうの量が適切になったら先にろうを離す．次に 0.9 mm 線を炎から離し，ろうが冷めて固まったことを確認する（図 3-30）．

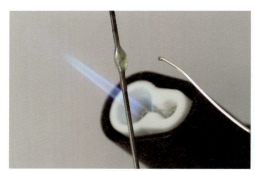

図 3-30　ろうが冷めたことを確認する

⑦ ろう着した部分を水につけて冷却する（図 3-31）．

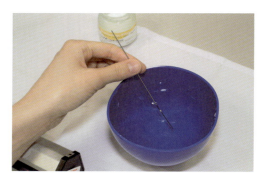

図 3-31　ろう着部分の冷却

⑧ エバンスを使用し，酸化膜やフラックスを除去する（図 3-32）．

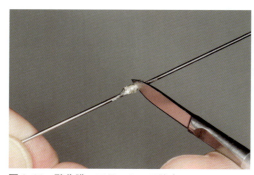

図 3-32　酸化膜，フラックスの除去

2. ろう着

① 0.9 mm 線のろうを流した部分と，ろう着するワイヤーの先端部分にフラックスを塗布する（図 3-33）．

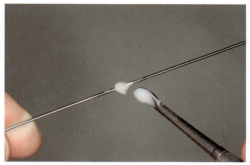

図 3-33　フラックスの塗布

動画 3-2　**1) 同じ太さのワイヤーをろう着する場合**

① 炎から少し離れたところで，0.9 mm 線の所定の位置にろう着する 0.9 mm 線を合わせ，位置と角度を確認し，ワイヤー同士を接触させておく（図 3-34）．
② 左右の手指を固定し，2 本のワイヤーを接触させたまま，還元炎の先端部に対し横方向から近づけ，2 本のワイヤーとろうを同時に加熱して，ろう着する 0.9 mm 線にろうを流す（図 3-35）．

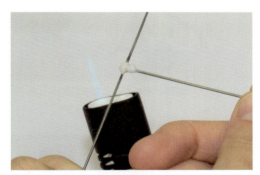

図 3-34　ワイヤー同士を接触させる

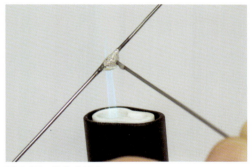

図 3-35　ろうを流す

動画 3-3　**2) 異なる太さのワイヤーをろう着する場合**

ろうは温度が高いほうに流れる性質があるため，太さの異なるワイヤーをろう着する場合には，太いワイヤーを先に加熱し，2 本のワイヤーが同じ温度になるように熱量を調整する．

① 炎から少し離れたところで，0.9 mm 線の所定の位置にろう着する 0.5 mm 線を合わせ，位置と角度を確認し，0.5 mm 線を少し離す．
② 左右の手指を固定し，2 本のワイヤーを少し離したまま 0.9 mm 線を還元炎に近づけて加熱する（図 3-36）．
③ 0.9 mm 線のフラックスとろうが十分に融解したら，0.5 mm 線をすばやく所定の位置に合わせて加熱し，0.5 mm 線にろうを流す（図 3-37）．

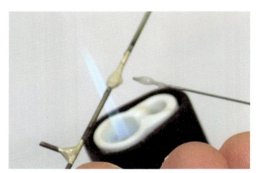

図 3-36　0.5 mm 線をわずかに離したまま 0.9 mm 線を加熱する

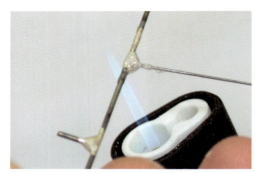

図 3-37　0.5 mm 線の位置と角度を合わせてろうを流す

3) ろう着後の処理

① ろう着するワイヤーにろうが流れたら，左右の手指を固定したまま，ろう着部を動かさないように炎から離し，ろう着部が冷めて固まったことを確認する（図 3-38）．
② ろう着部を水につけて冷却する．

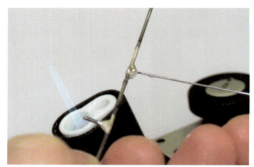

図 3-38　ろう着部が冷めたことを確認する

③ エバンスを使用し，酸化膜やフラックスを除去する（図 3-39）．

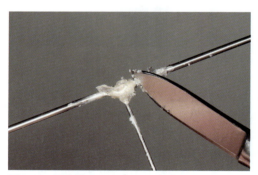

図 3-39　酸化膜，フラックスの除去

3. ろう着部の修正

1) 一度ろう着したワイヤーの位置や角度を修正する場合

① ろう着部にフラックスを塗布する．

② 歯科用バーナーの炎を調節し，ろう着する際と同様にろう着部を還元炎に近づけて加熱する．

③ ろうが融解したら，0.9 mm 線とろう着するワイヤーを離さずに正しい位置へ修正し，左右の手指を固定したままろう着部を動かさないように炎から離す．

④ ろう着部が冷めて固まったことを確認する．

⑤ ろう着部を水につけて冷却する．

⑥ エバンスを使用し，酸化膜やフラックスを除去する．

2) 一度ろう着したワイヤーを新しいワイヤーに変更する場合

① ろう着部にフラックスを塗布する．

② 歯科用バーナーの炎を調節し，ろう着する際と同様にろう着部を還元炎に近づけて加熱する．

③ ろうが融解したら，ゆっくりと2本のワイヤーを離す．力をかけたまま加熱すると，ろうが融解したときにはねることがあるので注意する．

④ ろう着部を水につけて冷却する．

⑤ エバンスを使用し，酸化膜やフラックスを除去する．

⑥ ろうが不足している場合は，流ろうの方法に則り，ろうを加える．

⑦ その後，ろう着の方法に則り，新しいワイヤーをろう着する．

4 ろう着時の注意事項

1. ワイヤーの焼なまし（焼鈍）の防止
- ろう着部の温度が高くなり過ぎると，ワイヤーやろうが赤くなり，焼なまし（焼鈍）が起こる（図 3-40）．
- 焼なまされたワイヤーは，弾性が失われ，矯正用弾線としての効果（歯を動かすために必要な矯正力）を発揮できない（図 3-41）．
- 焼なましの原因はろう着部の過熱であるため，ろう着は適切な温度で短時間に行う必要がある．

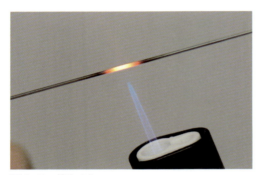

図 3-40　焼なまし

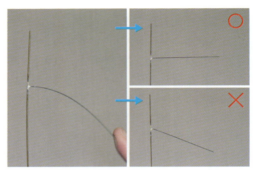

図 3-41　焼なましによるワイヤーの弾性の低下

2. ワイヤーやろうの酸化の防止
- ワイヤーやろうが酸化されると，表面が黒く変色する．
- ワイヤーの酸化された部分には，ろうが流れにくくなる．
- 炎が大きすぎると，不要な部分が加熱され酸化する．
- 炎が小さすぎると，ろうが融解されず長時間加熱するためワイヤー表面が酸化しやすい．
- 空気の入りすぎにより炎が乱れていると，熱量が低下して表面が酸化しやすい．
- ろう着には酸化炎ではなく，還元炎を使用する（図 3-21, 22）．

3. 適切なろう着面の状態
1) ろう着面が清潔であること
　ろうは清潔な面に流れるため，酸化物や油膜は除去する．

2) ろう着面が密接していること
　ろう着するワイヤー同士が密接せず間隙が大きいと，ろうが流れにくく酸化膜もできやすい．また，ろう着部の強度が低下し破損しやすくなる．

4. 適切なろうの量（図 3-42）
- ろうの量が適切になるよう調整する（図 3-42A）．
- ろうの量が少ない場合は，ろう着部位の破損の原因となる（図 3-42B）．
- ろうの量が多すぎる場合は，ワイヤーの弾性を損なう可能性がある（図 3-42C）．

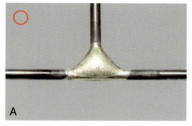 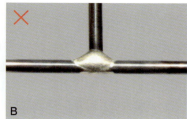 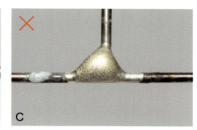

図3-42　ろうの量
A：適切，B：少ない，C：多すぎる

- ろう着後にろうの量を減らすことはできないため，0.9 mm 線にろうを流す時点で，適切な量になるよう調整する（図3-43）．

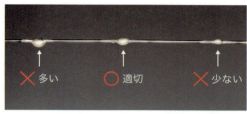

図3-43　0.9 mm 線にろうを流す際のろうの量

- 適切なろうの量は，0.9 mm 線同士をろう着する場合と，0.9 mm 線と 0.5 mm 線をろう着する場合では異なるので注意する（図3-44）．

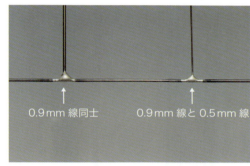

図3-44　ワイヤーの太さによる適切なろうの量の違い

5. 適切なろうの範囲（図3-45）

- ろう着部では，ろうが主線の全周を覆う必要がある（図3-45A）．
- ろうが 0.9 mm 線の全周を覆っていないと破折や変形の原因となる（図3-45B）．
- ろうは不必要な範囲まで広がらないように注意する（図3-45C）．

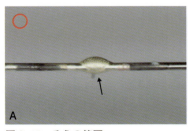 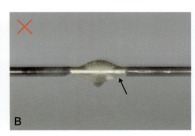 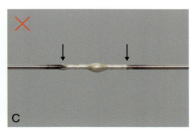

図3-45　ろうの範囲
A：ろうが 0.9 mm 線の全周を覆っている，B：ろうが 0.9 mm 線の全周を覆っていない，C：ろうが不必要な範囲まで広がっている

5 研磨

　研磨とは，対象物の表面を少しずつ削りながら，表面をなめらかにしたり，サイズを調整したりすることであり，大きな傷を順序正しく小さくしていく一連の過程である．
　研磨することで口腔内での使用感をよくし，装置表面への食物の停滞を防ぎ，さらには材料の変質を防ぐ．よく研磨された表面は耐食性，耐変色性が向上する．

1. 自在ろう着における研磨

　実際の臨床では，自在ろう着はチェアサイドで行うため，研磨は短時間で実施しなければならない．また矯正用弾線の研磨においては，ワイヤーの太さを細くすることはワイヤーの弾性の喪失につながるため避けなければならない．そのため，ろうの大きさや形状については，ろう着の時点で調整しておく必要がある．
　したがって，自在ろう着における研磨では，エバンスを用いて酸化膜やフラックスを除去した後，シリコーンポイントを用いた中研磨から始め，仕上げ研磨までを順に行う．

2. 研磨後の確認（図3-46）

　研磨の際は過剰に研磨しワイヤーが細くならないように注意する．また，変色していないワイヤー部分の研磨は不要である．
　研磨の後は以下のような状態になっていることを確認する．
・表面にざらつきがなくなめらかであること
・変色した酸化膜などが除去されていること
・金属の光沢があること

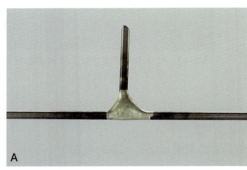 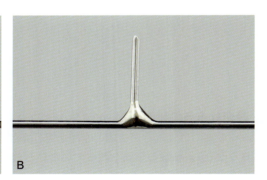

図3-46　研磨の確認
A：研磨前，B：研磨後

6 ワイヤー断端部の調整

① ワイヤーニッパーを用いて0.9mm線を切断した際はワイヤー断端部は尖っている（図3-47A）.
② 研磨の際にカーボランダムポイントを使用し，断端部の形態修正を行う（図3-47B）.
③ 断端部の形態修正を行うと，ワイヤーが短くなるため，チャートに合わなくならないように少し長めに切断する（図3-47C）.

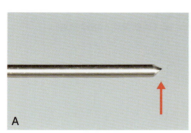
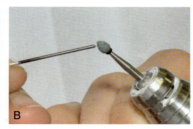
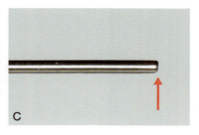

図3-47　ワイヤー断端部の調整
A：ワイヤー断端部は尖っている，B：断端部の形態修正，C：断端部は平らになっている

7 製作物（図3-48）

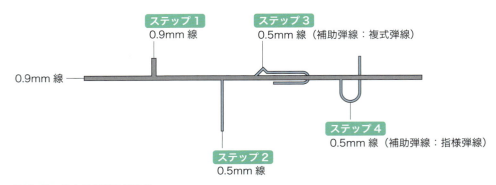

図3-48　自在ろう着の製作物

1. 製作方法

① ワイヤーニッパーを用いて，0.9 mm 線をチャートより少し長めに切断する（図3-49）．

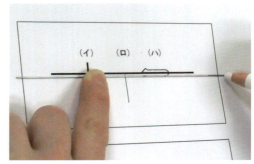

図3-49　0.9 mm 線は少し長めに切断する

② ワイヤーを切断する際は，ワイヤーの断端が飛ばないように両端を把持する（図3-50）．

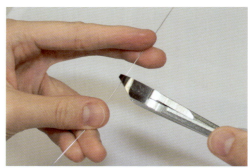

図3-50　ワイヤーの断端が飛ばないよう両端を把持する

1) 0.9 mm 線のろう着 ステップ1

- 所定の位置で，0.9 mm 線に対して直角に 0.9 mm 線をろう着する（図 3-51）．

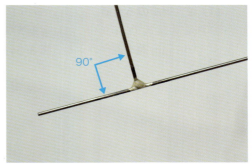

図 3-51　直角にろう着する

2) 0.5 mm 線のろう着 ステップ2

① 所定の位置で，0.9 mm 線に対して直角に 0.5 mm 線をろう着する（図 3-52）．

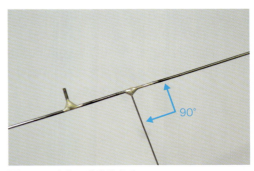

図 3-52　直角にろう着する

② 先にろう着した 0.9 mm 線と，反対の方向で同一の平面になるよう角度に注意してろう着する（図 3-53）．

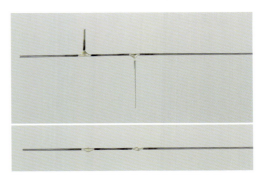

図 3-53　同一の平面上にあることを確認する

3) 複式弾線のろう着と屈曲 ステップ3
(1) 複式弾線のろう着
① 所定の位置で，0.9 mm 線に対して 45°の角度で 0.5 mm 線をろう着する（図 3-54）．

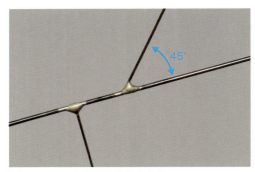

図 3-54　45°の角度でろう着する

② 先にろう着した 0.5 mm 線のろう着部と複式弾線のろう着部は近接しているため，ろう着する際はろう着用ピンセットを用いて熱を遮断すると，隣接するろう着部にろうが流れるのを防ぐことができる（図 3-55）．

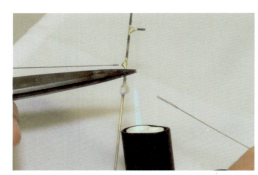

図 3-55　ろう着用ピンセットにより熱を遮断する

③ 先にろう着した 0.9 mm 線および 0.5 mm 線と同一の平面になるよう，角度に注意してろう着する（図 3-56）．

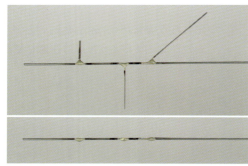

図 3-56　同一の平面状にあることを確認する

(2) 複式弾線の屈曲（図3-57）

① ライトワイヤープライヤー（図2-2参照）の角のビークを用いて，0.5 mm線を0.9 mm線のほうへ直角に屈曲する（図3-57A）．
② 0.9 mm線から1.5 mmのところで，0.5 mm線を平行に戻す（図3-57B）．

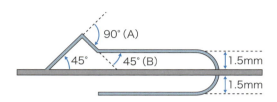

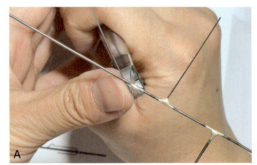

図3-57　複式弾線の屈曲①
A：0.9 mm線のほうへ直角に屈曲する
B：0.9 mm線から1.5 mmのところで平行に戻す

③ 丸のビークを用いて，ループを屈曲していく（図3-58）．プライヤーの把持する位置をずらしながら，なめらかなカーブを屈曲する（図3-58A〜C）．0.9 mm線と平行に屈曲する（図3-58D）．

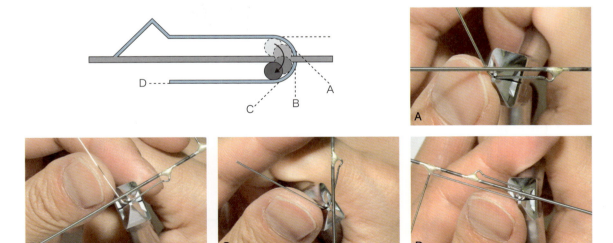

図3-58　複式弾線の屈曲②

④ 複式弾線（0.5 mm 線）は 0.9 mm 線の下を通る（図 3-59）．

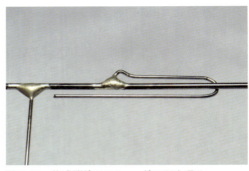

図 3-59　複式弾線は 0.9 mm 線の下を通る

⑤ 複式弾線（0.5 mm 線）は 0.9 mm 線に接するように屈曲する（図 3-60）．

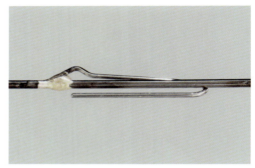

図 3-60　複式弾線は 0.9 mm 線に接する

4）指様弾線のろう着と屈曲　ステップ 4
（1）指様弾線のろう着
① 所定の位置で，0.9 mm 線に対して直角に 0.5 mm 線をろう着する（図 3-61）．

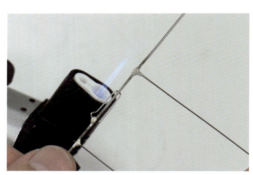

図 3-61　0.9 mm 線に対し直角にろう着する

② 先にろう着した 0.9 mm 線，0.5 mm 線および複式弾線と同一の平面になるように，角度に注意してろう着する（図 3-62）．

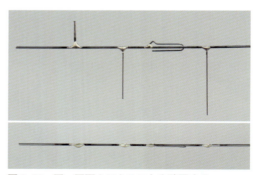

図 3-62　同一平面上にあることを確認する

(2) 指様弾線の屈曲

① ライトワイヤープライヤー（図 2-2 参照）の丸のビークを用いて，なめらかな半円状に屈曲する（図 3-63）．
② プライヤーの把持する位置をずらしながら，なめらかなカーブを屈曲する（図 3-63）．
③ 複式弾線より大きなカーブを屈曲するため，プライヤーはビークの太い部分を使用する（図 3-63）．

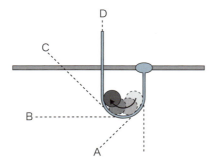
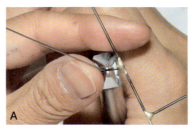
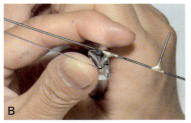
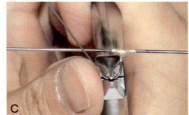
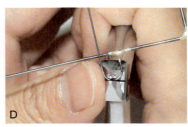

図 3-63 指様弾線の屈曲

④ 指様弾線は，0.9 mm 線と交差する位置では 0.9 mm 線の下に接する（図 3-64）．

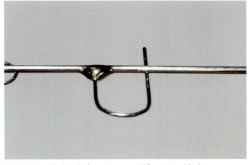

図 3-64 指様弾線は 0.9 mm 線の下に接する

⑤ ろう着および屈曲したすべてのワイヤーが同一の平面にあることを確認する（図 3-65）．

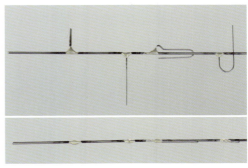

図 3-65 同一平面上にあることを確認する

5) 研　磨 ステップ5
① 中研磨から仕上げ研磨までを行う．
② 0.9 mm 線，ろう着した 0.9 mm 線，0.5 mm 線，複式弾線，指様弾線を所定の長さに切断し，尖ったワイヤーの断端部を調整する．

2. 提　出
提出用チャート（☞別冊 p.37 参照）にワイヤーの右端 5〜10 mm 程度をテープで貼り，提出する（図 3-66）．

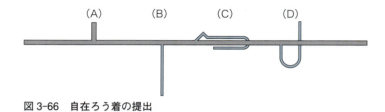

図 3-66　自在ろう着の提出

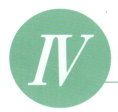
IV 舌側弧線装置

学習目標（GIO）
舌側弧線装置の基本構造を理解し，製作に必要な技能を習得する．

行動目標（SBOs）
1) 舌側弧線装置の構造・目的・製作方法を説明する．
2) 舌側弧線装置の製作に使用する器具・器材について説明する．
3) 模型にバンドを適合させる．
4) 主線・維持部の屈曲をする．
5) 補助弾線のろう着と屈曲をする．
6) 舌側弧線装置による歯の移動を観察する．

1 使用する器材・器具

① 矯正用顎模型（図 4-1）
② シームレスバンド（20UR, 19UL）（図 4-2）
③ バンドプッシャー（図 4-3）
④ ライトワイヤープライヤー（図 2-2 参照）
⑤ バードビークプライヤー（図 2-3 参照）
⑥ Young のプライヤー（図 2-5 参照）
⑦ ワイヤーニッパー（図 3-8 参照）
⑧ バンドリムービングプライヤー（図 4-4）
⑨ 維持装置（図 4-5）
⑩ 矯正用ラウンドワイヤー（0.9 mm 線，0.5 mm 線）（図 4-6）
⑪ マーキングペンシル（白）（図 3-6 参照）
⑫ 歯科用銀ろう（図 3-2 参照）
⑬ フラックス（図 3-3 参照）
⑭ ろう着用ピンセット（図 3-5 参照）
⑮ 歯科用バーナー（図 3-4 参照）
⑯ ラバーボウル（図 3-9 参照）
⑰ スパチュラ（図 4-7）
⑱ アルジネート印象材（図 4-8）
⑲ 印象用トレー（上顎用）（図 4-9）
⑳ ガラス練板（図 4-10）
㉑ エバンス（図 3-7 参照）
㉒ 実習用白布（図 3-14 参照）
㉓ パラフィンワックス，ワックススパチュラ（図 4-11）
㉔ カーボランダムポイント（図 3-10 参照）
㉕ カーバイドバー（図 4-12）
㉖ シリコーンポイント（図 3-12 参照）
㉗ チャモイスホイール（図 3-13 参照）
㉘ バンドコンタリングプライヤー（図 4-13）
㉙ スポットウェルダー（図 4-14）
㉚ 合着用セメント，紙練板，プラスチックスパチュラ（図 4-15）
㉛ ドラフティングテープ
㉜ 歯科用金属研磨材（図 3-13 参照）
㉝ 湯槽（ウォーターバス）またはドライヤー（図 4-16）
㉞ 石膏ボード（図 3-15 参照）

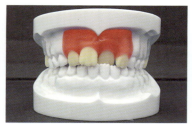
図 4-1　矯正用顎模型

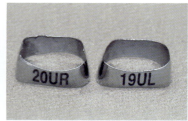
図 4-2　シームレスバンド（20UR，19UL）

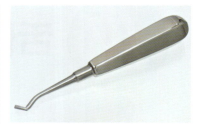
図 4-3　バンドプッシャー

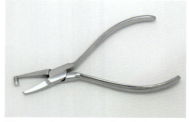
図 4-4　バンドリムービングプライヤー

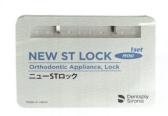
図 4-5　維持装置

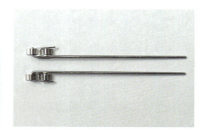
図 4-6　矯正用ラウンドワイヤー（上：0.9 mm 線，下：0.5 mm 線）

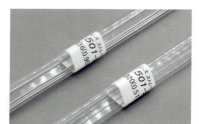
図 4-7　スパチュラ

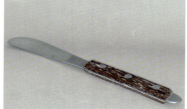

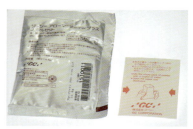
図 4-8　アルジネート印象材

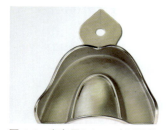
図 4-9　印象用トレー（上顎用）

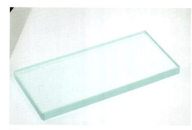
図 4-10　ガラス練板

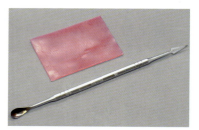
図 4-11　パラフィンワックス，ワックススパチュラ

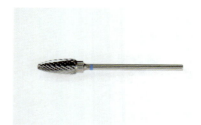
図 4-12　カーバイドバー

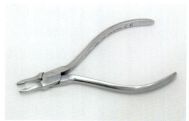
図 4-13　バンドコンタリングプライヤー

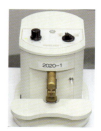
図 4-14　スポットウェルダー

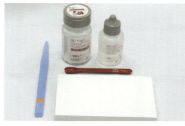

図 4-15　合着用セメント，紙練板，プラスチックスパチュラ

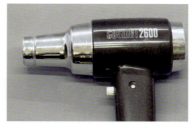

図 4-16　ドライヤー

2　バンドの製作（6|6）　ステップ 1

1. バンドの試適

　バンドは左右，上下などを間違えないようにして第一大臼歯に試適する．バンドの近心面に部位とサイズの印字がある（図 4-17）．
・20UR（Upper：上顎，Right：右側）
・19UL（Upper：上顎，Left：左側）

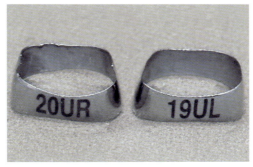

図 4-17　第一大臼歯のバンド

2. バンドの圧入

　バンドプッシャーによりバンドの圧入を行う．バンドの辺縁が咬合面に達するまで追進する（図 4-18）．

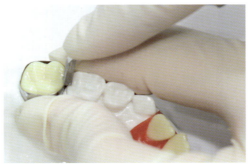

図 4-18　バンドプッシャーによるバンドの圧入

3. バンドの適合

　バンドは近遠心の辺縁隆線より低い位置に装着する（図4-19）．バンドを適合させたら，バンドが斜めになっていないことを確認する．

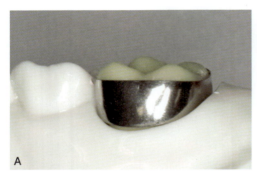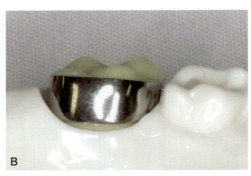

図4-19　圧入されたバンド
A：頰側面観，B：口蓋側面観

3 維持装置の溶接（ろう着） ステップ2

1. 維持装置の確認
　維持装置の左右を確認する．維持装置は上顎では向かって左が左側用，右が右側用となる（図4-20, 21）．作業は左右同時に行わず，本実習では左側から行う．

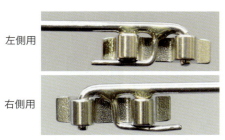

図4-20　維持装置の左右（上顎の場合）

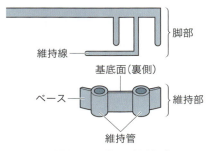

図4-21　維持装置の構造（左側用）

2. 脚部と維持部の取り外し
動画4-1
　維持装置は脚部と維持部が一体となっているので，ライトワイヤープライヤーを用いて維持線を手前にひねって脚部と維持部を取り外す（図4-22）．

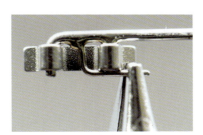

図4-22　脚部と維持部の取り外し

3. 維持部の溶接位置
　圧入されたバンドの口蓋側面に維持部を溶接する位置を記入する（図4-23, 24）．溶接する位置は，バンドの咬合面と平行で，垂直的にはバンドの上縁と下縁のほぼ中央，近遠心的には中心溝とほぼ平行で，近遠心口蓋側咬頭付近にそれぞれ2つの維持管がくるように設定する．

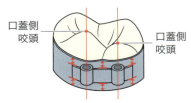

図4-23　維持管の位置を基準とする維持部の垂直的な溶接位置（口蓋側面観）

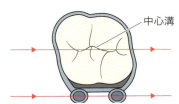

図4-24　維持管の位置を基準とする維持部の近遠心的な溶接位置（咬合面観）

4. バンドの撤去

　バンドリムービングプライヤーを用いて，模型からバンドを撤去する（図4-25）．撤去する際は，バンドが変形をしないように注意する．バンドが大きく変形してしまった場合には，バンドコンタリングプライヤーを用いて，バンドの辺縁調整を行う（図4-26）．

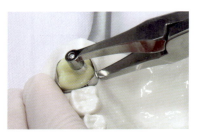

図4-25　バンドの撤去

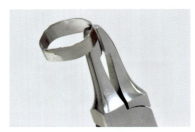

図4-26　バンドの辺縁調整

5. 電気溶接

　スポットウェルダーを用いて，バンドと維持装置の電気溶接を行う（図4-27）．本実習では左側から行う．
① 電気溶接の際は，バンドと維持装置の左右および上下を間違えないように注意する．維持管の入口が漏斗状に加工されているのが咬合面側である（図4-28①）．
② バンド上に印をつけた維持装置の上縁の位置で，ベース中央部の仮着を行う（図4-28②）．
③ ベース中央部の仮着での溶接位置の確認ができたら，本着を行う（図4-28③）．
④ ベース中央部の維持管の根元を計6か所の本着を行う（図4-28④）．
⑤ ベースの左右1か所ずつ仮着を行う．基底面とバンドとの間に間隙があると，火花が出てバンドに穴が開いてしまうので，間隙が生じないように維持装置のベース部分をYoungのプライヤーなどで調整し溶接を行う（図4-28⑤）．
⑥ 仮着ができたら，左右3か所ずつ本着を行う（図4-28⑥）．
⑦ 右側も同様に行う．
※この作業は装置によっては行わないこともある．

> **注意点**
> バンド面と維持装置の基底面との間隙がある場合には，流ろうを行う．流ろうの際は，維持管にろうが流れ込まないように，アンチフラックス（マーキングペンシル）で維持管を覆うようにする．

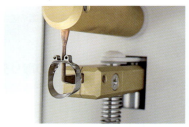

図4-27　スポットウェルダーによる電気溶接

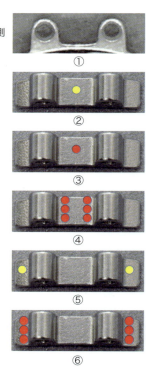

図4-28　維持装置の電気溶接

4 印象採得 ステップ3

完成したバンドを第一大臼歯に再装着し（図4-29），バンドが装着されている状態でアルジネート印象材を用いて，印象採得を行う．

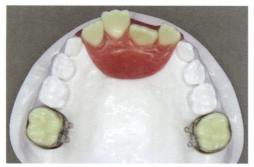

図4-29 バンドが装着された矯正用顎模型

1. バンドの再装着
維持装置が溶接されたバンドを，第一大臼歯にバンドプッシャーを用いて圧入する．バンドは近遠心の辺縁隆線より低い位置に装着し，斜めになっていないことを確認する．

2. 印象材の盛りつけと印象採得
印象材を練和し，およそ半分を上顎用印象トレーにを盛りつける（図4-30A）．残りの半分を気泡が入らないように模型に盛りつける（図4-30B）．模型をガラス練板の上に置き，トレーを圧接する（図4-30C）．

次の石膏注入の操作を容易にするため，印象材は模型の基底面まで多めに盛りつける．

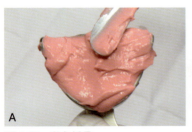 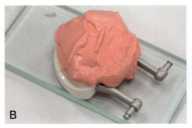 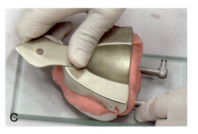

図4-30 印象採得
A：トレーへの印象材の盛り付け，B：模型への印象材の盛り付け，C：印象材の模型への圧接

73

3. バンドの撤去

印象採得後，バンドリムービングプライヤーを用いて，バンドを撤去する（図4-31）．撤去の際はバンドが変形しないように注意する．

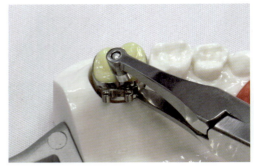

図4-31 バンドの撤去

4. バンドの印象面への移動

バンドの左右や上下に注意し，印象面に移動する（図4-32）．

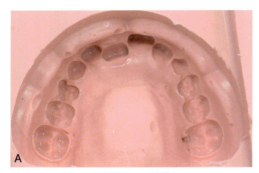

図4-32 バンドの印象面への移動
A：移動前，B：移動後

5. バンド内面へのパラフィンワックスの塗布

流ろうを容易にし，かつバンドのずれを防ぐ目的で，バンド内面に少量のパラフィンワックスを流す（図4-33）．パラフィンワックスの量は口蓋側面1/3を目安とする．

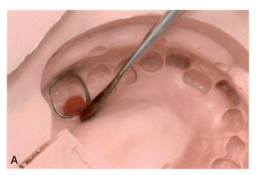 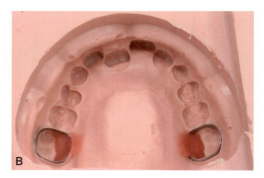

図4-33 ワックスによるバンドの固定
A：パラフィンワックスを流してバンドと印象材を固定する
B：パラフィンワックスの量はバンドの口蓋側面1/3程度を目安とする

5 作業用模型の製作 ステップ4

1. 石膏の注入

　バンドの位置をずらさないよう注意して普通石膏を注入する．石膏が硬化したら，後の技工操作の支障になる部分の石膏の削除など模型を調整し，作業用模型を製作する．

1）印象面の確認

　印象面からバンドがずれていないこと，しっかりと固定されていることを確認する．

2）普通石膏の注入

　バンドの位置をずらさないように注意して，バイブレーターを使用し，普通石膏を注入する．石膏の注入は臼歯部より一方向から行う（図 4-34）．

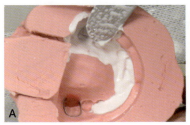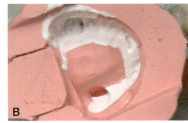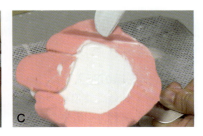

図 4-34　普通石膏の注入
A：石膏は臼歯部より一方向から注入する，B：石膏を咬合面全体に注入する，C：石膏注入の完了

2. 作業用模型の取り出し（図 4-35）

　模型上の歯を破損しないよう印象材から注意深く石膏を取り外す．上顎左側中切歯に大きな気泡が入ってしまったり，歯を破損してしまったりした場合には，舌側弧線装置の製作ができないため，再印象を行う．

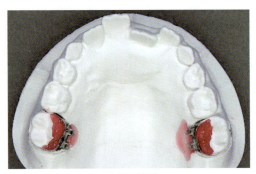

図 4-35　取り出した作業用模型

3. 作業用模型の調整

　石膏硬化後は，後の技工操作の支障となる部分がある場合には，石膏トリーマーもしくはカーバイドバーを用いて削合する（図4-36）．

　模型の背面に番号と氏名を油性ペンで記入する（図4-37）．

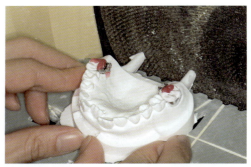

図4-36　石膏トリーマーによる作業用模型の調整

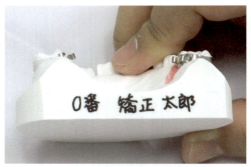

図4-37　番号と氏名を記入した作業用模型

4. 外形線の記入

　外形線は作業用模型に鉛筆（シャープペンシル）で下書きし，その上から油性マジックで記入する（図4-38, 39）．

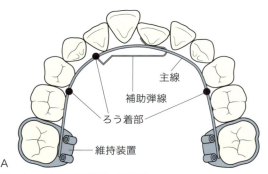
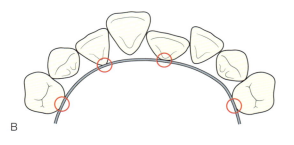

図4-38　舌側弧線装置の外形線
A：舌側弧線装置の外形線，B：主線（前歯部）の拡大図

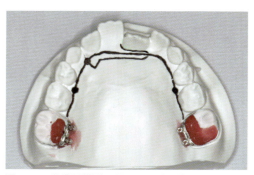

図4-39　作業用模型に記入した外形線

6　維持装置のろう着　ステップ5

維持装置がバンドから外れないように，維持装置とバンドをろう着する．ろう着は必ず石膏ボード上で行う．

1. アンチフラックスの塗布
維持管内にろうが流れないように，維持管をアンチフラックスで覆う（図4-40A, B）．

2. フラックスの塗布
バンドと維持装置の間隙にフラックスを塗布する（図4-40C）．

3. 銀ろうの準備
ワイヤーニッパーを用いて銀ろうを2mm程度切断し，ろう着用ピンセットを用いてバンドと維持装置の間隙に置く（図4-40D）．

4. ろう着
歯科用バーナーを用いて維持装置とバンドのろう着を行う（図4-40E）．

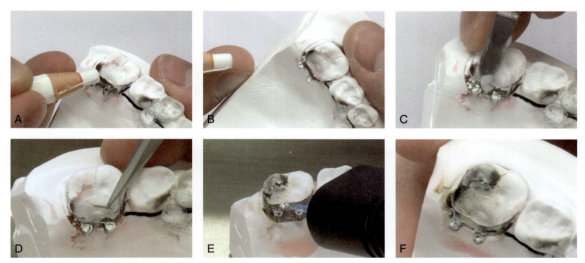

図4-40　維持装置のろう着
A：維持管へのアンチフラックスの塗布
B：維持管へのアンチフラックスの塗布が完了したところ
C：ろう着部へのフラックスの塗布
D：ろう着部に切り取った銀ろうを置く
E：ろう着
F：ろう着後の維持装置

7 脚部の屈曲 ステップ6

1. 維持装置の確認
脚部が維持管に正しく挿入できることを確認する．

動画 4-2

2. 脚部の屈曲
脚部の近心部を Young のプライヤー（図 2-5 参照）で把持し，歯肉側方向へ約 45°屈曲する（図 4-41A）．脚部の高さと同じ長さのところで口蓋側に沿って元に戻し，第二乳臼歯の口蓋側歯頸部に 1 点で軽く接し，かつ口蓋粘膜に沿うように屈曲する（図 4-41B, C）．

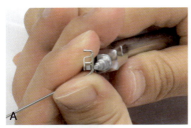 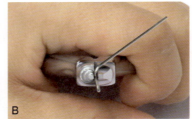 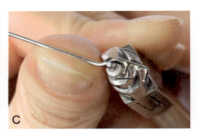

図 4-41　脚部の屈曲
A：歯肉側方向へ約 45°屈曲
B：第二乳臼歯口蓋側歯頸部への屈曲
C：脚部の高さと同じ長さのところで屈曲

3. 脚部の挿入

　脚部の屈曲後は，そのままでは前歯部に脚部の近心部が当たってしまい脚部を維持管に挿入できないため，乳犬歯部から咬合面に向けて上方に屈曲し（図4-42），脚部を維持管に挿入する（図4-43, 44）．

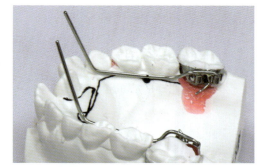

図4-42　脚部の上方への屈曲

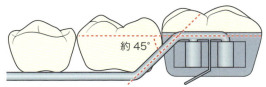

図4-43　屈曲後の脚部（口蓋側面観）

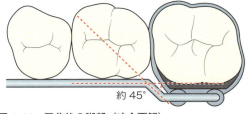

図4-44　屈曲後の脚部（咬合面観）

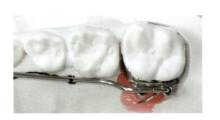

4. 脚部の切断

　脚部を外型線に合わせて（第一乳臼歯と第二乳臼歯の間），ワイヤーニッパー（図3-8参照）を用いて少し長めに切断する（図4-45）．

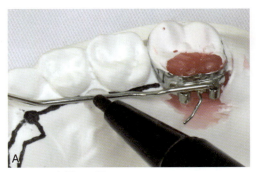
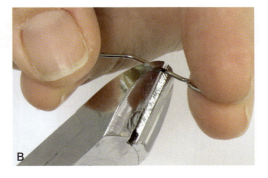

図4-45　脚部の切断
A：切断部の記入，B：脚部の切断

8 主線の屈曲 ステップ7

1. 主線の切断

0.9 mm 線をワイヤーニッパーを用いて 1/2〜1/3 に切断する．断端が飛ばないようワイヤーの両端を把持して切断する（図 4-46）．切断した残りのワイヤーはラバーボウルに入れておく．

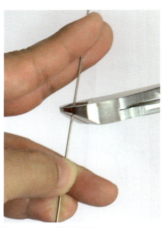 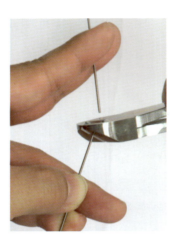

図 4-46 主線の切断

2. 主線の屈曲

Young のプライヤーを用いて主線を把持し，手指でなめらかな曲線を描くように屈曲する（図 4-47A）．大きなカーブの調整は原則として手指で行う（図 4-48B, C）．主線は，上顎右側第一乳臼歯，上顎右側側切歯，上顎左側中切歯，上顎左側第一乳臼歯の歯頸部に接触するように屈曲する（図 4-48）．

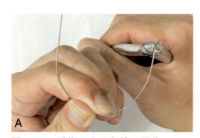 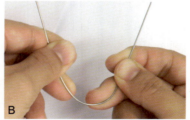 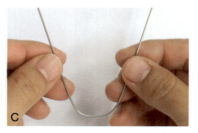

図 4-47 手指による主線の屈曲
A：Young のプライヤーで把持し，手指でなめらかなアーチとなるよう屈曲する．B, C：手指でカーブを調整する

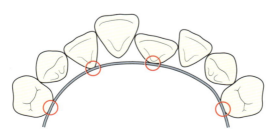

図 4-48 主線の屈曲

3. 主線の切断

外形線に合わせて主線の切断部（第一乳臼歯と第二乳臼歯の間）を記入し（**図 4-49A**），ワイヤーニッパーを用いて少し長めに切断する（**図 4-49B**）．切断したワイヤーの切れ端はラバーボウルに入れておく．

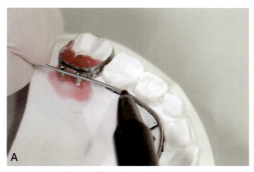 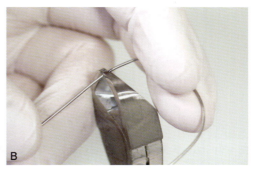

図 4-49　主線の切断
A：切断部の記入，B：主線の切断

9　主線と脚部のろう着　ステップ8

動画 4-5

1. ろう着部直下の石膏の削合

作業用模型を石膏ボードの上に置いて作業を行う．主線と脚部のろう着部（第一乳臼歯と第二乳臼歯の間）直下の石膏の一部をカーバイドバーで削合する（**図 4-50**）．これにより熱伝導性が良好になり，ろう着操作が容易になるとともに，主線の下面にもろうが流れやすくなる．

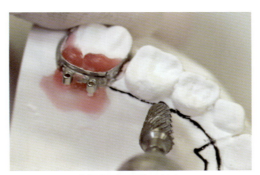

図 4-50　ろう着部直下の石膏の削合

動画 4-6

2. 主線と脚部の断端部の調整

　主線と脚部の双方の断端部がろう着部で正確に接するように，カーボランダムポイントを用いて外形線に合わせて脚部の長さを調整後（図 4-51A），さらに主線の長さを調整する（図 4-51B）．

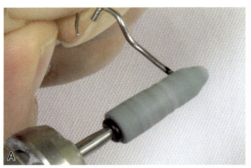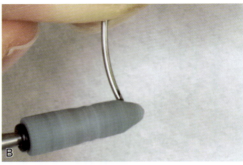

図 4-51　カーボランダムポイントによる主線と脚部の断端部の形態修正と長さの調整
A：脚部の調整，B：主線の調整

3. 主線と脚部のろう着

　脚部は維持装置に固定し，主線はろう着時に移動しないように前方部をワックスで固定する（図 4-52）．ろう着部にフラックスを塗布し（図 4-53A，B），ろう着を行う（図 4-53C）．ろうが上面だけでなく全周に回るようにろう着を行う（図 4-53D，E）．

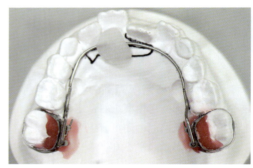

図 4-52　主線の固定

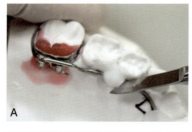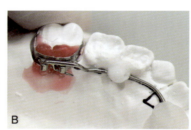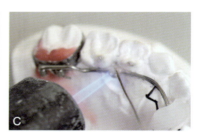
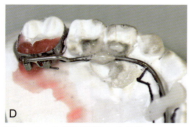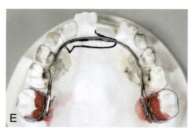

図 4-53　主線と脚部のろう着
A：ろう着部へのフラックスの塗布，B：ろう着部へのフラックスの塗布が完了したところ，C：ろう着部への流ろう，D，E：ろう着が完了した主線と脚部

10 複式弾線のろう着と屈曲　ステップ9

1. 複式弾線の切断
0.5 mm 線をワイヤーニッパーを用いて約 1/3 に切断する．断端が飛ばないようワイヤーの両端を把持して切断する（図 4-54A）．切断後はカーボランダムポイントを用いて断端部を平滑にしておく（図 4-54B）．

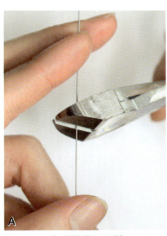 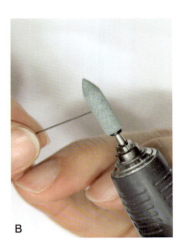

図 4-54　複式弾線の切断
A：ワイヤーニッパーによる切断
B：カーボランダムポイントによる断端部の調整

2. アンチフラックスの塗布
ろう着部の両端にアンチフラックス（マーキングペンシル）で印をつける（図 4-55）．

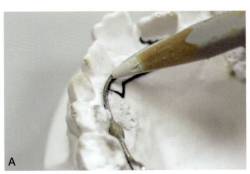 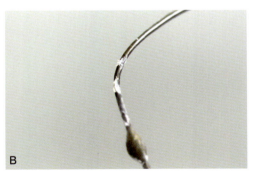

図 4-55　アンチフラックスの塗布
A：ろう着部の両端にマーキングペンシルで印をつける，B：ろう着部の両端がアンチフラックスで囲まれている

83

3. ろう着部へのフラックスの塗布
アンチフラックスで囲まれたろう着部にフラックスを塗布する（図 4-56）.

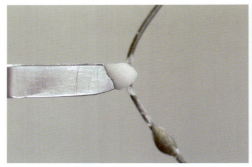

図 4-56　ろう着部へのフラックスの塗布

4. ろう着部への流ろう
複式弾線のろう着部は主線と脚部のろう着部と近接しているため，ろう着用ピンセットで主線の右側第一乳臼歯の歯頸部付近を把持して熱を遮断し，ろう着部位で主線の全周を覆うように流ろうを行う（図 4-57A, B）. 流ろう後はエバンスで酸化膜やフラックスを除去する（図 4-57C）.

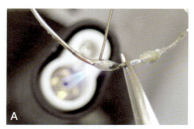 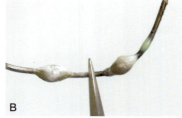 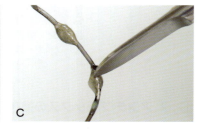

図 4-57　ろう着部への流ろう
A：ろう着部への流ろう，B：流ろうの完了，C：酸化膜，フラックスの除去

5. 複式弾線のろう着

　複式弾線のろう着部の両端にアンチフラックス（マーキングペンシル）で印をつける（図4-58A）．ろう着部にフラックスを塗布する（図4-58B）．複式弾線のろう着部は主線と脚部のろう着部と近接しているため，流ろう時と同様に，ろう着用ピンセットで主線の右側第一乳臼歯の歯頸部付近を把持する．

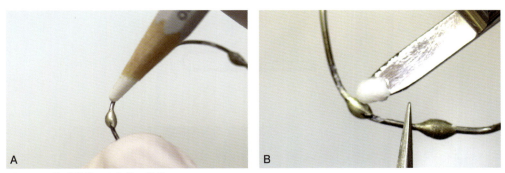

図4-58　複式弾線のろう着の準備
A：アンチフラックスの塗布，B：ろう着部へのフラックスの塗布

動画4-7

　ろう着部に複式弾線をろう着する（図4-59A, B）．複式弾線を咬合平面に対し45°の角度（図4-59C），かつ主線に対して近心方向に45°の角度（図4-59D）で口蓋に沿うようにろう着する．

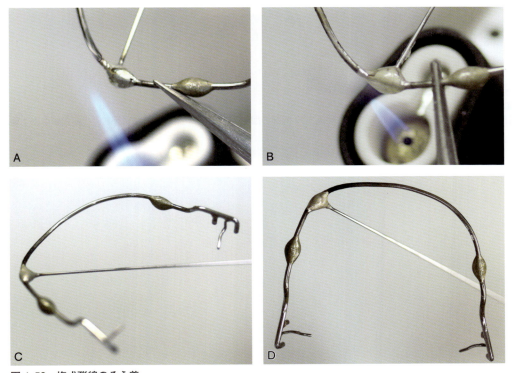

図4-59　複式弾線のろう着
A, B：複式弾線のろう着，C：咬合平面に対して45°の角度，D：主線に対して近心方向に45°の角度

85

6. 複式弾線の屈曲

　ろう着後の複式弾線に弾性があることを確認する．焼きなましにより弾性が失われた場合は，ろう着をやり直す必要がある．弾性があることが確認できたら，ライトワイヤープライヤー（図2-2参照，もしくはバードビークプライヤー；図2-3参照）を用いて，外形線に合わせて屈曲を行う（図4-60）．

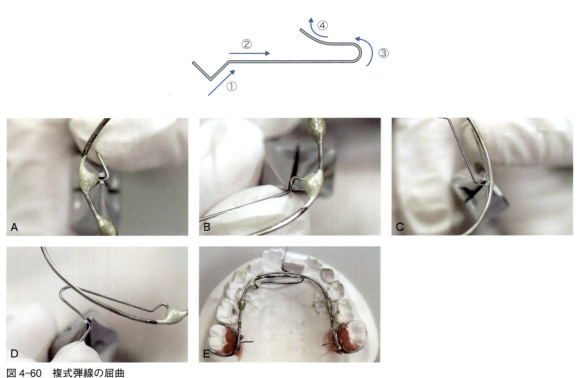

図4-60　複式弾線の屈曲
A：①部の屈曲，B：②部の屈曲，C：③部の屈曲，D：④部の屈曲，E：屈曲が完了した複式弾線（作業用模型上で確認する）

11 舌側弧線装置の合着 ステップ10

1. 舌側弧線装置の取り出し

取り出し時にバンドを変形させないように，カーバイドバーを用いて作業用模型のバンド装着歯の歯頸部直下（頰側面・口蓋側面）を削合する（図4-61A〜C）．削合した歯頸部直下にエバンスを挿入し，てこの原理でバンド内面に石膏を充実させた状態で舌側弧線装置を作業用模型から取り出す（図4-61D, E）．バンド内面に石膏を充実させたままバンド外面の研磨を行った後，バンド内面の石膏を外す（図4-61F）．

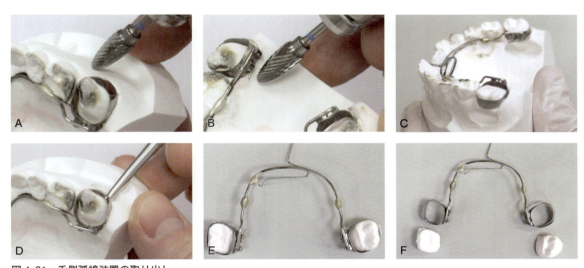

図4-61　舌側弧線装置の取り出し
A：歯頸部直下の削合（頰側），B：歯頸部直下の削合（口蓋側），C：歯頸部直下の削合の完了，D：エバンスによる舌側弧線装置の取り出し，E：バンド装着歯ごと取り出した舌側弧線装置，F：取り出した舌側弧線装置

2. 研　磨

エバンスなどで酸化膜やフラックスなどを十分に除去した後，シリコーンポイントを用いて研磨を行う（図4-62）．研磨の際は，複式弾線を変形させないよう注意する．

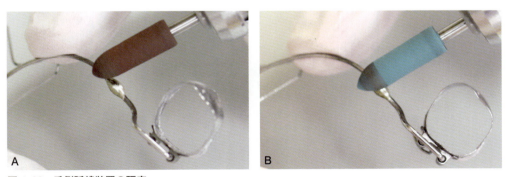

図4-62　舌側弧線装置の研磨
A：シリコーンポイント（茶）による研磨，B：シリコーンポイント（青）による研磨

3. 矯正用顎模型への試適

　舌側弧線装置を矯正用顎模型に試適する．バンド圧入の際にバンドを変形させないように注意する．

4. セメント合着

　セメントがバンド内面にいきわたるようバンドの咬合面側をドラフティングテープでとめる（図 4-63A）．合着用セメントを混和（粉2杯，液4滴）し，バンドの内面にセメントを盛る（図 4-63B，C）．舌側弧線装置を矯正用顎模型に装着し（図 4-63D），バンドプッシャーを用いてバンドを圧入する（図 4-63E）．バンドが正しい位置に圧入されていることを確認後，余剰セメントを除去し，セメントの硬化を待つ（図 4-63F）．

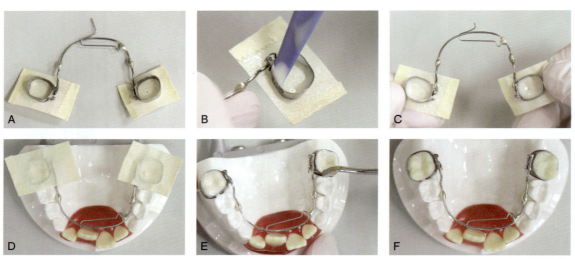

図 4-63　セメントによる合着
A：バンドの咬合面側をドラフティングテープでとめる
B：スパチュラにてバンドの内面にセメントを盛る
C：バンドの内面にセメントが盛られている
D：舌側弧線装置の矯正用顎模型への装着
E：バンドプッシャーによるバンドの圧入
F：合着された舌側弧線装置

12 歯の移動の観察 ステップ11

1. 複式弾線の活性化

ライトワイヤープライヤー（図2-2参照，もしくはバードビークプライヤー；図2-3参照）を使用して，複式弾線を活性化する（図4-64，65）．

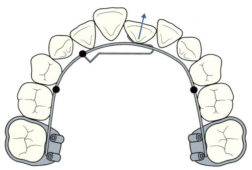

図4-64　複式弾線の活性化による歯の移動

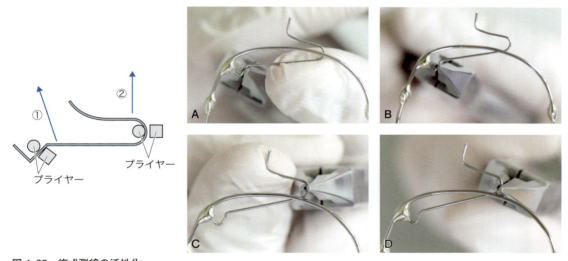

図4-65　複式弾線の活性化
A：①部の活性化，B：①部の活性化後，C：②部の活性化，D：②部の活性化後

2. ワックスの軟化による歯の移動の観察

　湯またはドライヤーを用いて，ワックスを軟化させ，複式弾線による歯の移動を観察する（図4-66，67）．上顎左側中切歯の舌側転位量が大きく，歯の移動量が多いため3〜4回の複式弾線の活性化とワックスの軟化を繰り返す（図4-68）．
　上顎左側中切歯の移動により，複式弾線の先端部が飛び出してくるため，ワイヤーニッパーを用いて切断しながら調整していく．

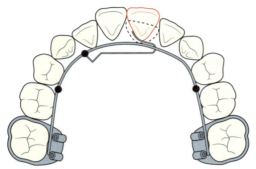

図4-66　ワックスの軟化による歯の移動

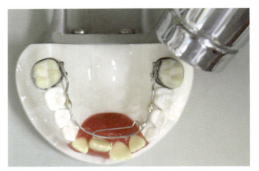

図4-67　ドライヤーによるワックスの軟化

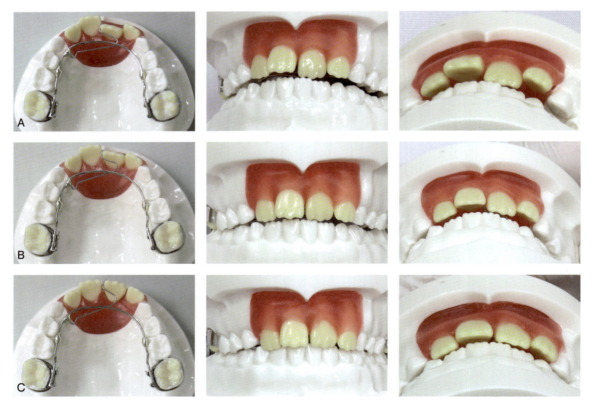

図4-68　ワックスの軟化による歯の移動
A：ワックスの軟化1回目，B：ワックスの軟化2回目，C：ワックスの軟化3回目

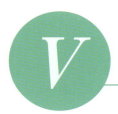
アクチバトール

学習目標（GIO）
アクチバトールの基本構造・製作方法を理解し，製作に必要な技能に加え，臨床での使用方法を習得する．

行動目標（SBOs）
1）アクチバトールの構造と目的を説明する．
2）唇側線とレジン床の役割を説明する．
3）プライヤーを用いて唇側線を屈曲する．
4）レジン床を製作し，研磨する．
5）誘導面形成とその作用，アクチバトールの使用方法を説明する．

1 使用する器材・器具

① 構成咬合器（図 5-6）
② 矯正用石膏模型
③ Young のプライヤー（図 2-5 参照）
④ ワイヤーニッパー（図 3-8 参照）
⑤ エバンス（図 3-7 参照）
⑥ マーキングペンシル（白）（図 3-6 参照）
⑦ ラバーボウル（図 3-9 参照）
⑧ 石膏スパチュラ
⑨ ガラス練板（図 4-10 参照）
⑩ 歯科用バーナー（図 3-4 参照）
⑪ 矯正用ラウンドワイヤー（0.9 mm 線）（図 3-1，4-6 参照）
⑫ パラフィンワックス，ワックススパチュラ（図 4-11 参照）
⑬ 即時重合レジン（粉，液）
⑭ カーボランダムポイント（図 3-10 参照）
⑮ カーバイドバー（図 4-12 参照）
⑯ 黒の鉛筆またはシャープペンシル
⑰ 油性ペン（赤・黒）
⑱ ハサミ
⑲ ワセリン
⑳ 輪ゴム
㉑ 普通石膏
㉒ ガムテープ

2 アクチバトールとは

アクチバトール activator は，1936 年に Andresen と Häupl によって発表された．下顎後退を伴う上顎前突の治療を目的として開発されたが，機能性下顎前突の治療にも用いる（図 5-1, 2）．

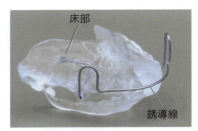

図 5-1　アクチバトールの構造（上顎前突用）

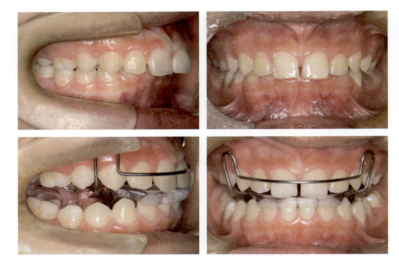

図 5-2　上顎前突症例（上）に機能的矯正装置を装着した状態（下）

1. 基本構造（図 5-1）

レジンの床部と誘導線で構成されている．

1）床　部

床部は上下のレジン床が一塊である構造で，床の部分は以下の呼称によって分類される（図 5-3）．

- 口蓋部：上顎の口蓋約 1/3 を覆う部分
- 床翼部：口蓋から下顎の歯槽部まで床を延長した部分．舌が接触する．
- 誘導面：床翼部の歯の舌側面に相当する部分
- 咬面部：臼歯の咬合面に接する部分

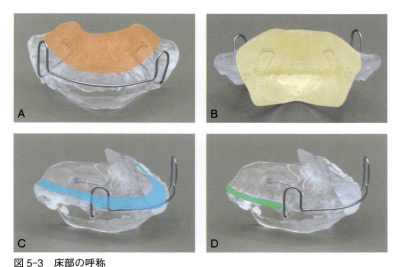

図 5-3　床部の呼称
A：口蓋部，B：床翼部，C：誘導面，D：咬面部

2）誘導線

誘導線には 0.9〜1.0 mm 程度の太い矯正用ワイヤーが用いられる．歯の移動を行う場合は，誘導線を歯面に接触させる．

（1）上顎唇側誘導線（図5-4）

主に上顎前突の症例に用いる．アクチバトール本体から上方に向けてループを形成し，上顎前歯の唇面に接するように製作する．

（2）下顎唇側誘導線（図5-4）

主に上顎前突の治療に用いる．アクチバトール本体から下方に向けてループを形成し，下顎前歯の唇面に接するように製作する．

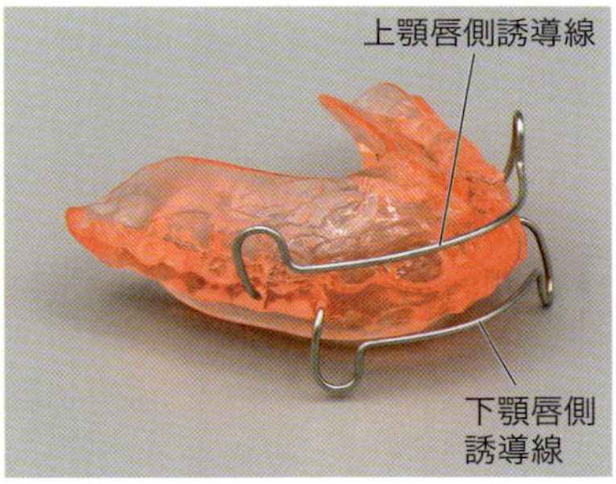

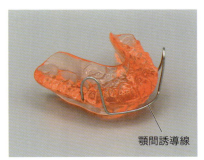

図 5-4　上顎前突用アクチバトール

（3）顎間誘導線（図5-5）

下顎前突の治療に用いられ，アクチバトール本体から上方に向けてループを形成し，下方へと反転して下顎前歯の唇面に接するように製作する．

図 5-5　下顎前突用アクチバトール

2. 特徴

アクチバトールは，口腔周囲筋の機能力を発生させることを目的として，<u>下顎を構成咬合位へ誘導し咬合採得を行い，</u>構成咬合器（図5-6）を用いて装置を製作する．構成咬合位から下顎が元の下顎位に戻ろうとする力を利用して歯の移動を行うため，誘導面の形成が必要となる．

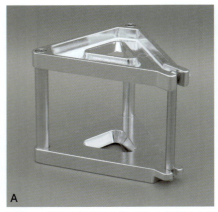 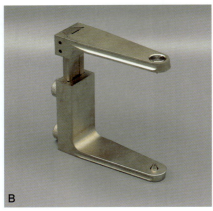

図5-6 通常の構成咬合器（A）と簡易咬合器（B）

3. 構成咬合位

1) 前後的位置

（1）上顎前突の場合

下顎を前進させることにより，下顎頭を関節窩内から前下方に移動させてチェアサイドで咬合採得する．Angle I 級の大臼歯関係を目安にするが，通常は4～6mmまでの前進に留める．

（2）下顎前突の場合

咬頭嵌合位から下顎を強制的に最後方位に移動させることが可能な場合のみチェアサイドで咬合採得できる．下顎を可能なかぎり後方へ誘導した位置とする．

2) 垂直的位置

前歯部1～2mmの切縁間距離，臼歯部で3～4mmの咬合面間距離となる咬合高径を挙上した位置に下顎を誘導する．

3) 左右的位置

上下顎骨の正中が合う位置に下顎を誘導する．

3 症例の把握，分析結果（図5-7〜9）

- 11歳，女児
- 骨格性の異常：下顎劣成長を伴う骨格性上顎前突
- 機能性の異常：特記事項なし
- 歯性の異常：大臼歯関係は両側 Angle II 級，犬歯関係は両側 II 級
- 上顎歯列：前歯部にわずかな空隙を認める．上顎両側第二乳臼歯の残存
- 下顎歯列：前歯部にわずかな空隙を認める．側方歯の交換は完了，第二大臼歯は未萌出

以上の条件より，上下顎歯列に対しアクチバトールを用いて，骨格性の不調和の改善を行う．

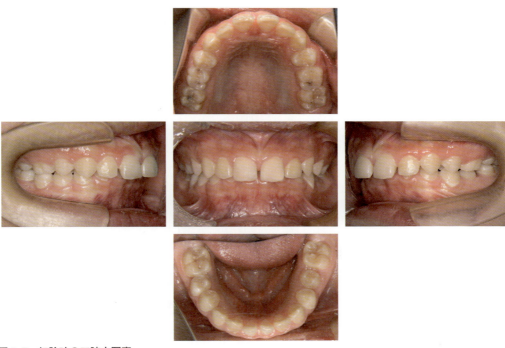

図 5-7 初診時の口腔内写真

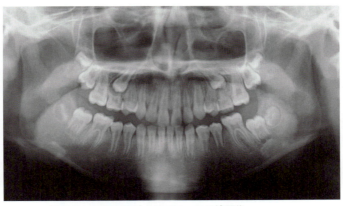

図 5-8 初診時のパノラマエックス線画像

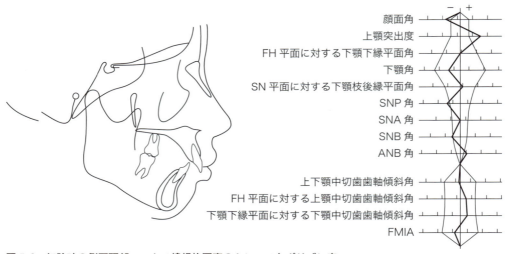

図 5-9 初診時の側面頭部エックス線規格写真のトレースとポリゴン表

補足　構成咬合位の採得について
1) 構成咬合位の採得

　本実習で用いている模型の患者は混合歯列期の上顎前突の症例である．

　実際の臨床では，下顎をまっすぐ前方移動して構成咬合位の採得を行う（図 5-10）ため，患者に鏡を見せて，最初はバイトワックスを用いずに構成咬合位をとる練習を行う．

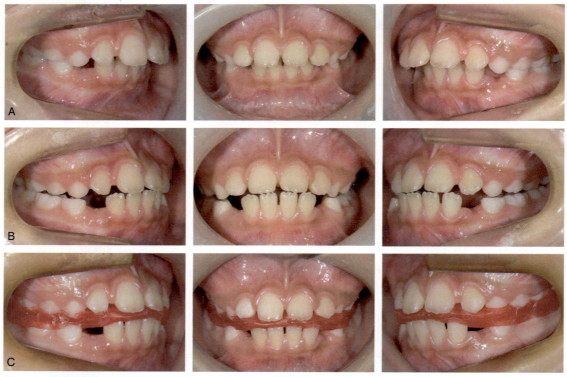

図 5-10　実際の臨床例
A：咬頭嵌合位，B：構成咬合位をとる練習，C：構成咬合位の採得

2) 構成咬合位の採得のためのバイトワックスの製作
① パラフィンワックス1枚を歯科用バーナーで軟化し，棒状に巻いていく．
② パラフィンワックスを馬蹄形に成形し，模型上で幅と形を確認し整える．
・前歯部は厚さ4mm，幅5～7mm程度にする．
・側方歯部は厚さと幅をそれぞれ5～7mm程度にする（図5-11）．
・長さは上顎第一大臼歯咬合面までとする（図5-12）．

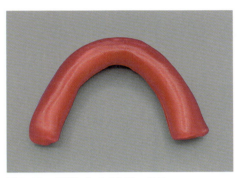

図5-11　成形したバイトワックス

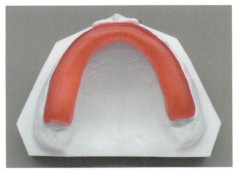

図5-12　バイトワックスの長さの確認

3) 口腔模型上での構成咬合位の採得実習
① バイトワックスを軟化する．
② 軟化したバイトワックスに上顎の咬合面を印記する．
③ バイトワックスを上顎歯列に維持した状態で，下顎を構成咬合位で咬合させる（本来はチェアサイドの操作であるが，実習では口腔模型を用いることに注意する）．

4) バイトワックスの試適
硬化したバイトワックスを口腔模型に試適し，構成咬合位が再現されることを確認する（図5-13）．

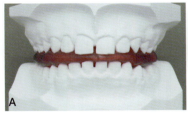
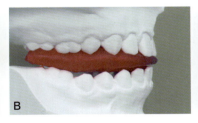
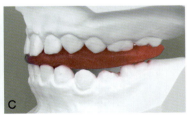

図5-13　模型上での構成咬合位の確認

> **チェックリスト**
> □ 上下顎歯列正中が一致している（図5-13A）．
> □ 前歯部は1～2mmの切縁間距離となっている（図5-13A）．
> □ 臼歯部は3～4mmの咬合面間距離となっている（図5-13B，C）．

4 アクチバトールの製作

1. 構成咬合器への作業用模型の付着 ステップ1

1) 模型の固定
　実習では構成咬合を再現したシリコーンバイトをかませた状態（図5-14）を輪ゴムで固定しておく．このときに力をかけ過ぎて模型を破損しないように注意する．

2) アンダーカットの削合
　上下顎石膏模型の基底面にアンダーカットとなる部分をカーバイドバーで削合する（図5-15）．

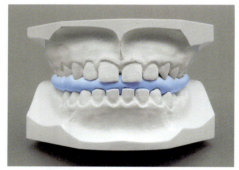

図5-14　シリコーンバイトをかませた模型

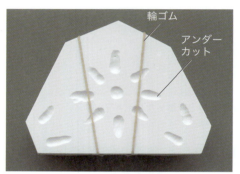

図5-15　基底部のアンダーカット

3) 構成咬合器の確認
　構成咬合器には，本書で扱う通常のものと簡易咬合器がある（図5-6）．
① 咬合器前方部のロック部分が確実に作動することを確認する（図5-16A, B）．
② 咬合器後方部の上下の接合部分に隙間がなく，確実に適合していることを確認する（図5-16C）．石膏の破片などで浮いてしまうことがあるので注意する．

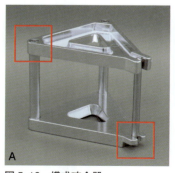 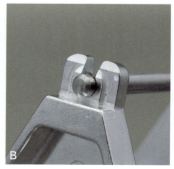 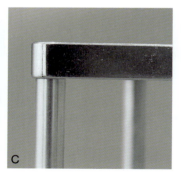

図5-16　構成咬合器
A：全体像，B：前方ロック部，C：後方接合部

4) 模型の付着

① 石膏模型の基底面を十分に水で濡らす．
② ガラス練板上に構成咬合器を置き，石膏模型の上下顎基底面に適量の普通石膏を盛って，構成咬合器に付着する．模型は咬合器のなるべく後方寄りに付着する（**図 5-17**）．
③ 余剰の石膏は硬化前に除去する．輪ゴムは硬化後に切断する．

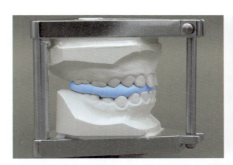
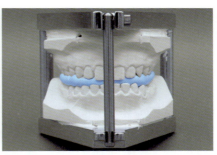
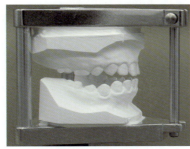
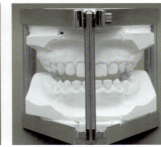
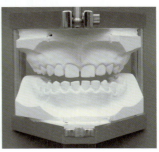

図 5-17　構成咬合器へ付着した模型
構成咬合器へ付着した直後の模型（上段）と石膏硬化後にシリコーンバイトを撤去した模型（下段）．上顎正中と咬合器の中心が一致するように注意する

> **チェックリスト**
> ☐ 上下顎歯列正中が一致している．
> ☐ 咬合器前方部がロックできる．
> ☐ 後方部の上下の接合部分に<u>隙間がなく，確実に適合</u>している．
> ☐ 構成咬合位が維持できている．

2. 外形線（誘導線・レジン床部）の記入　ステップ2

1）誘導線の下書き

図 5-18 を参考に最初に鉛筆またはシャープペンシルを用いて，誘導線の外形線（黒線）を模型上に描く．

① 上顎前歯部は，歯冠の唇面の中央付近を通るように，犬歯唇側面の近心 1/3 から反対側の犬歯の近心 1/3 まで通る．
② 上顎犬歯の近心 1/3 部分から歯肉側方向（上方）にループとなる部分を垂直に立ち上げる．
③ ループのピークは歯頸線と歯肉頰移行部の中央に位置する．また，左右のループの高さをそろえる．
④ ループの後方部は，犬歯の遠心隣接面を通過する．
⑤ 上下顎間中央で上顎歯列を横断し口蓋側に向かう（上顎歯列に点線で描く）．
⑥ 犬歯遠心の口蓋粘膜部で遠心方向に曲げ，先端にフック部を設ける（図 5-18B）．

2）レジン床部の下書き

誘導線と同様に，図 5-18 を参考にレジン床部の外形線（赤線）の下書きを行う．

① 上顎の唇頰側では，前歯の切縁から臼歯の頰側咬頭を連ねた線を描く．
② 下顎の唇頰側も，上顎と同様に頰側咬頭を連ねた線を描く．
③ 上顎床翼部（口蓋部）の外形線は舌側歯頸部から約 10 mm の位置に設定し，横口蓋ヒダ後方を通るなめらかな曲線を描く．
④ 下顎床翼部（舌側部）の外形線は口腔底から約 2 mm 上方に設定し，顎舌骨筋線の上方を通るなめらかな曲線を描く．

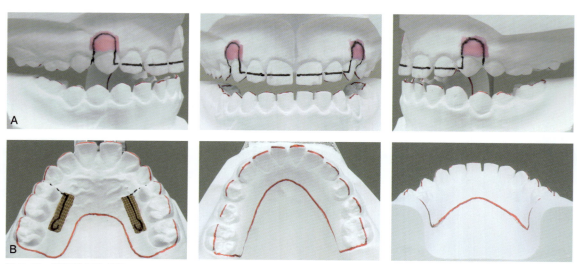

図 5-18　外形線の完成図
A：誘導線（黒線）．唇側のループ部分はパラフィンワックスでリリーフする
B：レジン床部（赤線）．口蓋側のフック部はガムテープでリリーフする

3）リリーフ

犬歯部のループと口蓋部は<u>ワイヤーが粘膜に直接接触しないように，口蓋粘膜部はガムテープを貼り</u>，ループ部はパラフィンワックスで薄くリリーフする．

4）油性ペンによる誘導線およびレジン床部の記入

リリーフした上から下書きのとおりに，誘導線は黒の油性ペンで，レジン床部は赤の油性ペンで外形線を記入する．

> **チェックリスト**
> ☐ 誘導線の犬歯と口蓋部をリリーフしている．
> ☐ 誘導線およびレジン床部の外形線を下書きからのズレがなく油性ペンで記入できている．

3. 誘導線の屈曲
1）アーチフォーム　ステップ3

誘導線の犬歯間における唇側のアーチ部分を屈曲する．
① 0.9 mm線をワイヤーニッパーで2/3程度の長さに切断する．<u>切断時はワイヤーの両端を把持し，切り飛ばさないように注意する</u>．
② 外形線で描いた上顎前歯の唇面に適合するように，0.9 mm線をYoungのプライヤー（図2-5参照）で把持し，なめらかな曲線となるように手指でアーチ形態を付与する．2. で描いた外形線に合わせてアーチの屈曲を行い，犬歯近心部までワイヤーを歯面に接触させる（図5-19）．

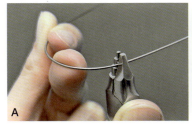
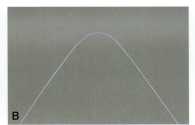
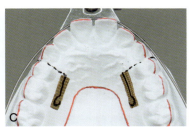
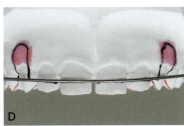

図 5-19　アーチフォームの屈曲
A：誘導線の屈曲
B：屈曲した誘導線
C：咬合面観（誘導線の上顎前歯唇面への適合を確認）
D：正面観（外形線への適合を確認）

2）ループ部 ステップ4

誘導線のループ部分を屈曲する．

① 上顎犬歯の近心1/3部にワイヤーが接触したら，マーキングペンシル，または油性ペンを用いて，ループの立ち上がりの屈曲点を記入する（図5-20）．

② Youngのプライヤーの角のビークを用いて，ループの立ち上がりを直角に屈曲する．この際に，アーチ形態を屈曲した平面に対しても，垂直に立ち上がるように注意する．また，①で印記した部位で屈曲する場合には，Youngのプライヤーの把持部分を，ワイヤーの太さ程度だけ屈曲部位から手前にずらして把持する（図5-21）．その際，先端のビークを使用しないように注意する．

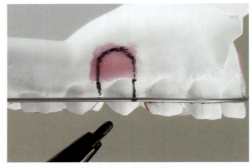

図5-20　ループの立ち上がりの記入

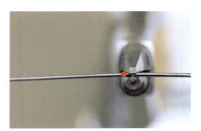
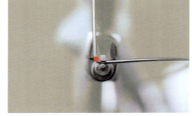

図5-21　Youngのプライヤーでの屈曲点（赤）

③ ループの立ち上がり部分の屈曲ができたら，ループの立ち上がりより後方部分の，唇側のアーチ形態の形成で付与したワイヤーの彎曲を戻してまっすぐにする．
④ ループの彎曲部の屈曲開始の位置を，①と同様にマーキングペンシルなどで記入する．
⑤ Youngのプライヤーの丸のビークを用いて，ループの屈曲を行う．屈曲は数回に分けてプライヤーを持ちかえて屈曲し，角が出ないように注意して行う．ループは粘膜部に接触させると疼痛の原因となるため，1mm程度浮かせて屈曲する（図5-22）．

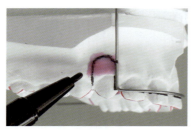
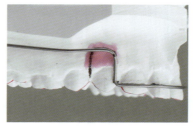
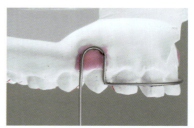

図5-22　ループ部分の屈曲

3) 口蓋粘膜部 ステップ5

誘導線の口蓋側への屈曲と，口蓋粘膜面の屈曲を行う．

① 構成咬合器の上下がしっかり入っている（接合部に浮きがない）ことを確認したら，上下顎間空隙の中央をマーキングペンシルなどで記入する．
② Youngのプライヤーの角のビークを用いて，上下顎間空隙の中央から口蓋側方向への屈曲を行う（図5-23）．この際，唇側のアーチ部分の接触やループを粘膜面から浮かせた位置がずれないように注意する．
③ 口蓋部分ではYoungのプライヤーの丸のビークを用いて，犬歯から1mm程度浮かせた位置を保って屈曲し，口蓋粘膜部で遠心方向に屈曲する．
④ 口蓋粘膜部に適合させたら，フック状の維持部を屈曲する（図5-24）．この際も屈曲の角度や方向に注意する．

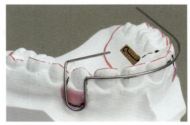

図5-23 口蓋側への屈曲

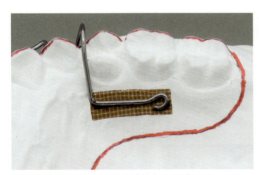

図5-24 口蓋側の屈曲と維持部の形成

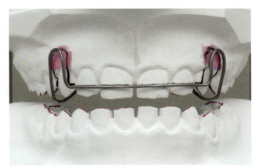

図5-25 屈曲完了後

チェックリスト

☐ 誘導線の唇側部はなめらかな曲線で，個々の歯に接触している．
☐ 誘導線の犬歯と口蓋部に1mm程度の適度な浮きがある．
☐ 上下顎間空隙の中央付近で屈曲されている（図5-25）．

4. 誘導線の固定と模型のボクシング　ステップ6

① 誘導線が完成したら，維持部のガムテープをはがし，上下顎石膏模型に記入したレジン床の外形線部分とその周囲に，レジン分離材を薄く一層塗布し，筆で均一に広げ（図5-26），自然乾燥させる．

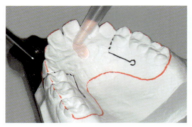 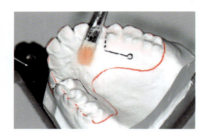

図5-26　レジン分離材の塗布

② レジン床の製作を行う前に，屈曲した誘導線を上顎石膏模型に固定する．誘導線を外形線上に合わせ，パラフィンワックスなどでレジンを築盛しない上顎の唇側面から3か所程度固定する（図5-27）．
③ 構成咬合器の上下をしっかり接合させる．
④ パラフィンワックスを用いて，上下顎模型の唇側面からパラフィンワックスでボクシングを行う．今後の作業で模型後方（咽頭側）からレジン液を流すため，ボクシング時は歯冠とワックス部分に隙間がないように行う（図5-28）．

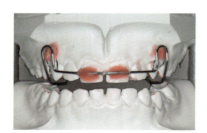 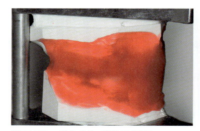 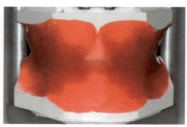

図5-27　固定した上顎唇側誘導線　　図5-28　ボクシング後の模型

> **チェックリスト**
> ☐ 築盛時にレジンが流れる部位にレジン分離材が確実に塗布できている．
> ☐ 誘導線は外形線の位置で確実に固定できている．
> ☐ レジン液の漏れがないよう，ボクシングができている．

5. レジン床の製作（ふりかけ法） ステップ7

① ボクシング後，即時重合レジンを用いて，咽頭側からレジン床を形成していく．
② レジン床の形成は，まず誘導線の粘膜部にレジン液を数滴程度滴下し，粉末のレジンを少量ふりかける．この際，ふりかけるレジンはレジン液の色がなじむ程度が適量である．
③ レジン液を滴下し，粉末をふりかける作業を繰り返し，誘導線がある程度レジン内に埋まったら（図 5-29），外形線に合わせて，レジン床を築盛していく．誘導線以外の部位に関しては，レジン液は数滴ずつ滴下し，粉末も合わせて量を増やし，操作時間が長くなりすぎないように注意する．

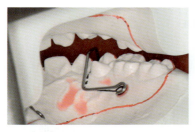
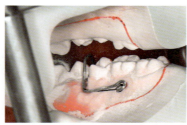
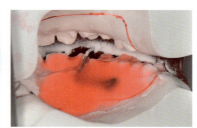
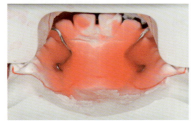

図 5-29　誘導線部のレジン築盛

④ レジン内に気泡が混入することがあるため，作業台などで軽く振動を与え，気泡がなるべく入らないように作業を進めていく．
⑤ ①〜④を繰り返し，口蓋部が 5 mm 程度，顎間部から床翼部が 10 mm 程度の厚みになるように築盛していく（図 5-30）．
⑥ 築盛が完了したら，口蓋部や床翼部の余剰レジンを，エバンスなどで外形線の 2〜3 mm 外側で切り取り，除去する（図 5-31）．
⑦ 加圧重合器などを用いてレジンの重合を行った後（図 5-32），パラフィンワックスのボクシングを除去し，構成咬合器を上下顎で分離しながらアクチバトールを模型から撤去する．

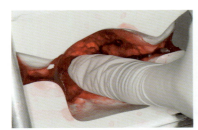
図 5-30　レジン床の厚みの確認

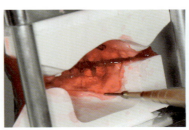
図 5-31　辺縁部の余剰レジンのトリミング

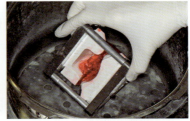
図 5-32　加圧重合器による重合操作

6. 形態修正，研磨，完成 ステップ8

辺縁のバリや大きな形態修正はカーバイドバーなどで行い（図5-33），その後，シリコーンポイント（図5-34）やチャモイスホイール（図5-35）などで研磨し，完成する（図5-36）．

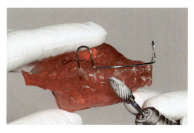

図5-33　カーバイドバーによる形態修正

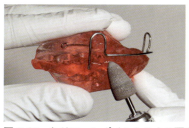 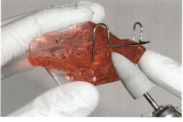 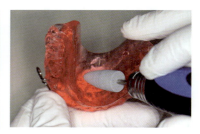

図5-34　シリコーンポイントによる研磨

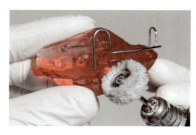

図5-35　チャモイスホイールによる研磨・艶出し

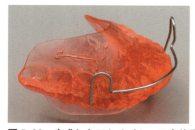 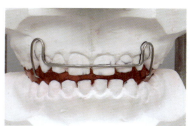 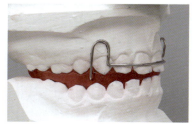

図5-36　完成したアクチバトール全体像と模型装着時

> **チェックリスト**
> □ 築盛時になるべく気泡が入らないようにできている．
> □ 口蓋部が5 mm，顎間部から床翼部が10 mm程度の厚みになっている．
> □ 辺縁にバリなどがなく適切な形態に修正できている．
> □ 唇側の顎間部と床翼部の研磨ができている．

付録　仮床とワックスパターンの製作による方法

　アクチバトールの製作には，前述のふりかけ法によるレジン重合のほかに，仮床を形成してワックスパターンをつくり，それを埋没して加熱重合レジンで製作する手法がある．以下にその方法を示す．

1）仮床の形成

① パラフィンワックスの圧接を行う前に，上下顎石膏模型を水に浸し，ワックスが張りつかずはがしやすいようにする．パラフィンワックスは，エバンスなどを用いて床の外形を拡大した馬蹄形状に切って準備しておく（図5-37）．

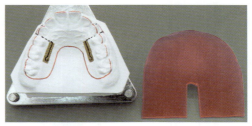

図5-37　馬蹄形に切ったパラフィンワックス

② パラフィンワックスを湯やバーナーで軟化したら，上顎模型の咬合面から圧接し，模型の粘膜面，咬合面，および歯頸部を明瞭に印記する．細部はエバンスなどを用いて圧接する（図5-38）．模型を破損しないように前歯部は手指で保護して行う．

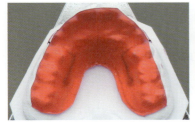 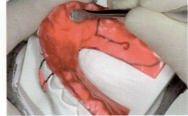 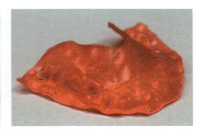

図5-38　パラフィンワックスの圧接

③ 圧接面を確認し，粘膜面，咬合面，歯頸部が明瞭に判別できる程度に圧接を行ったら，床の外形線に合わせて，エバンスを用いて圧接したパラフィンワックスをトリミングする．上顎の圧接が終わったら，同様に下顎の圧接を行い，上下の仮床を形成する．

④ 屈曲した誘導線を仮床に固定する．誘導線の脚部を歯科用バーナーで軽く加熱し，仮床内に埋め込んでいく．微調整は歯科用バーナーで加熱したワックススパチュラなどを使用する（図5-39）．

⑤ 誘導線を戻し，ワックスが硬化して誘導線の位置が固定されたら，構成咬合器の上下を浮きがないように戻す．

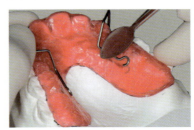

図5-39　誘導線の固定

⑥ 歯科用バーナーでパラフィンワックスを熱し，表面が一層溶けて液化する程度までしっかり軟化しながら巻いて棒状にし，上下顎模型の舌側から圧入し，上下の仮床を連結する．唇側面から確認し，上下の仮床がしっかり連結されていることを確認する（図5-40）．

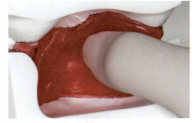 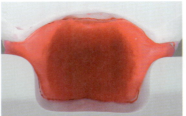 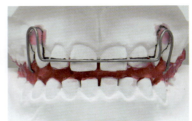

図5-40　仮床の連結

⑦ 圧入の不足部分には，唇側からパラフィンワックスの追加を行う．一度仮床を外して，模型の唇側面にワセリンを塗布し，溶けたワックスが焼き付かないようにして追加する．
⑧ 仮床の形態修正を行う．エバンスやワックススパチュラを用いて上下顎間空隙部を満たす，仮床側面の形態修正を行う（図5-41）．仮床舌側面も同様になめらかになるように形態修正を行う．特に舌側面の調整は床の厚さに関連するため，適度な厚みとなるように調整する（図5-42）．

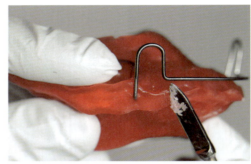

図5-41　仮床の形態修正

⑨ 形態の調整ができたら，ガーゼやティッシュペーパーで表面を滑沢にし，床のワックスパターンを完成する（図5-43）．

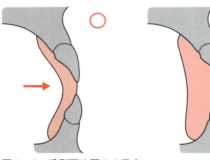 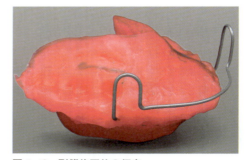

図5-42　舌側面の厚みの目安　　　図5-43　形態修正後の仮床

> **チェックリスト**
> □ 誘導線が床に入る境界部分にバリがない．
> □ 側面部にバリがない．
> □ 舌側部の厚みが適切で，なめらかに研磨されている．

2）レジンの重合

① ワックスパターンに界面活性剤を塗布し，舌側面以外に硬石膏を盛り，一次埋没を行う（図5-44）．
② フラスクの下部に一次埋没を行ったワックスパターンの舌側面部のみ露出させ二次埋没を行う．二次埋没の際は，上顎部を下方に下顎部を上方に向け，舌側面部になるべくアンダーカットができないように前歯部は臼歯部よりやや深くする．二次埋没時に下顎臼歯部を覆う石膏は十分に厚くし，レジン填入時や加圧時に石膏が破損しないようにする．下部の埋没が完了したら石膏面に石膏分離材を塗布し，上部の埋没を行う（図5-45）．
③ 流ろうを行い，ワックスが除去された面にレジン分離材を塗布する（図5-46）．
④ 餅状になったレジンを油圧プレスを用いて填入する（図5-47）．

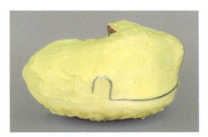

図5-44 仮床の一次埋没

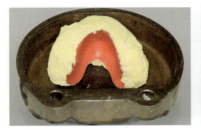

図5-45 仮床の二次埋没

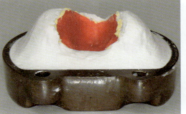

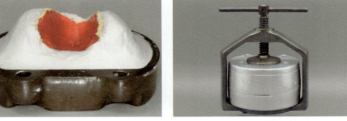

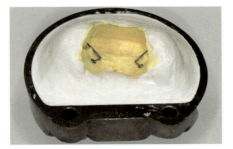

図5-46 流ろう後の状態

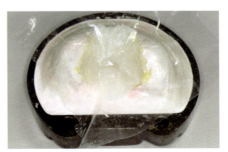

図5-47 レジンの填入

⑤ 重合が完了したアクチバトールを取り出し，細部に付着している石膏はエバンスなどで除去する（図5-48）．

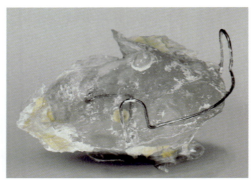

図5-48　重合が完了して取り出したアクチバトール

3) 形態修正，研磨

辺縁のバリや形態修正はカーバイドバーなどで行い，その後，シリコーンポイントやチャモイスホイールなどで研磨し，完成する（図5-49）．

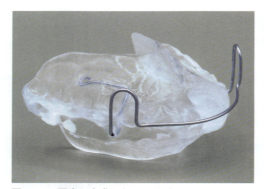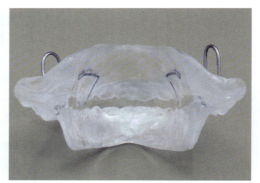

図5-49　研磨し完成したアクチバトール

5 症例

本書で用いた症例について，実際に機能的矯正装置を用いて治療を行った前後の変化を示す．

1）初診時

口腔内写真（**図 5-50**）から，大臼歯関係は Angle II 級，犬歯関係も II 級を呈し，過蓋咬合を伴う上顎前突が認められる．

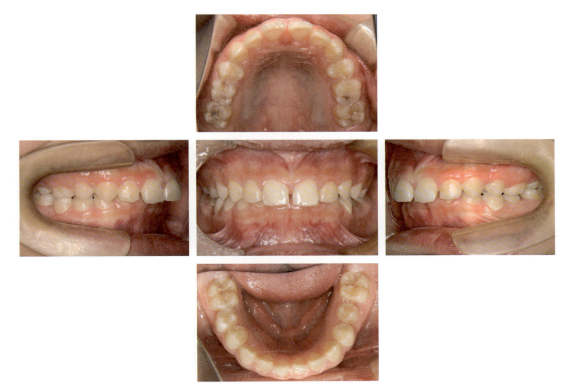

図 5-50 初診時の口腔内写真

2）機能的矯正装置の使用時

本症例では，機能的矯正装置を使用した（**図 5-51**）．装着時には下顎を前方位にした構成咬合位になっていることを確認する．

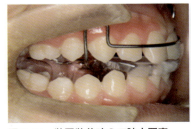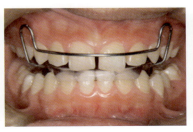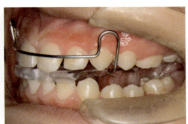

図 5-51 装置装着時の口腔内写真

3）治療後

機能的矯正装置での治療終了時には，初診時と比較して大臼歯関係が改善し，Angle I 級を確立している．上下顎の前後的関係の改善に加え，下顎の Spee 彎曲の平坦化やそれに伴う過蓋咬合の改善も認められる（図 5-52）．

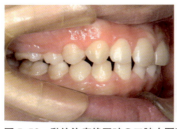
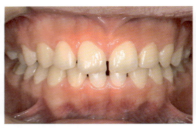
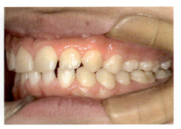

図 5-52　動的治療終了時の口腔内写真

4）治療後の予後

過蓋咬合のわずかな再発傾向はみられるものの，両側ともに大臼歯関係は Angle I 級関係を維持しており，咬合の緊密化もみられる（図 5-53〜55）．

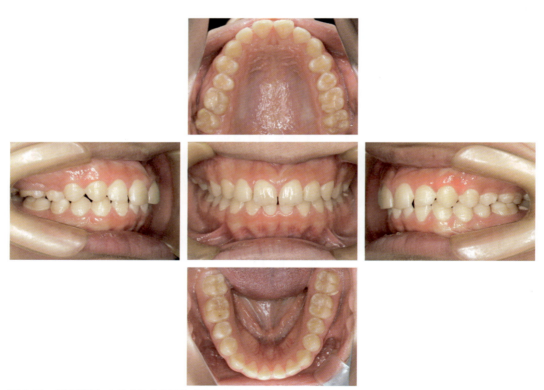

図 5-53　経過観察における永久歯列完成時の口腔内写真

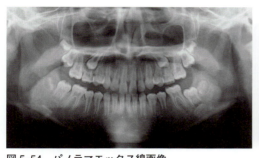
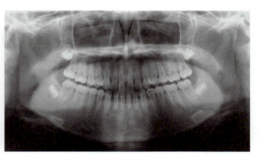

図 5-54　パノラマエックス線画像
左：初診時，右：動的治療終了時

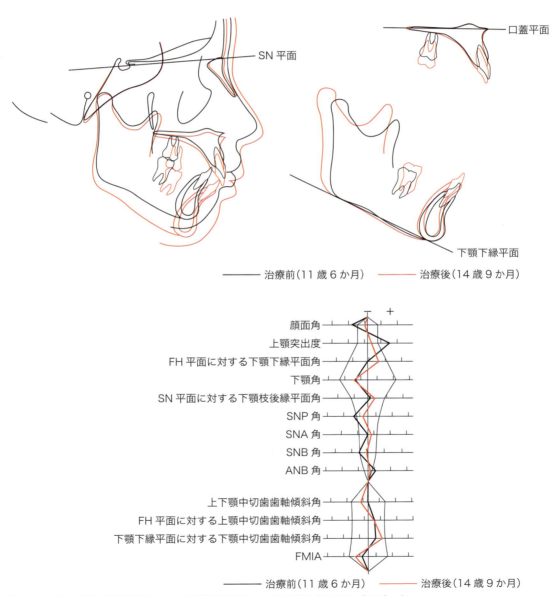

図 5-55　治療前後の側面頭部エックス線規格写真トレースの重ね合わせとポリゴン表

113

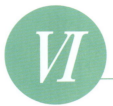

マルチブラケット装置

学習目標（GIO）

本実習では現在最も多く使われているエッジワイズ装置を用いて，不正咬合を再現した模型上で歯を動かし，装置，器具の名称や使用方法とともに，基本的な矯正力の伝わり方，歯の移動の様式を体験し，理解することを目的とする．

行動目標（SBOs）

1）ブラケットの種類と特性を説明する．
2）ワイヤーの種類と特性を説明する．
3）正しい位置にブラケットを装着する．
4）各種プライヤーを用いて，ワイヤーの屈曲，調整，結紮を行う．
5）治療目標となる正常咬合の歯列と咬合における形態的特徴を説明する．

　エッジワイズ装置を用いた治療は，すべての歯にブラケットおよびチューブを装着し，アーチワイヤーに屈曲やねじりを加えることで三次元的に歯をコントロールし，付加的にエラスティックやコイルスプリングなどを用いて歯の移動を行い，緊密な咬頭嵌合を有する個性正常咬合を獲得することを目標とする．

1 使用する器材・器具

1. 材　料

1) ブラケット一式（図6-1〜4）

・0.018インチスロット スタンダードメタルブラケット

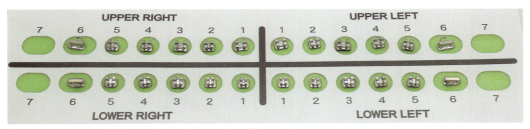

図6-1　0.018インチスロット スタンダードメタルブラケット

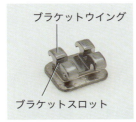

図6-2　ブラケット各部の名称

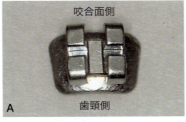

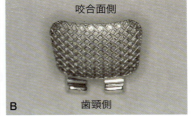

図6-3　犬歯用ブラケット
A：唇・頰側面，B：舌側面

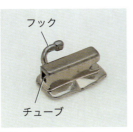

図6-4　チューブ

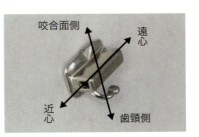

VI　マルチブラケット装置

115

2) ワイヤー一式

- 0.014 インチ ニッケルチタンプリフォームドアーチワイヤー（図6-5）
- 0.016 インチ ニッケルチタンプリフォームドアーチワイヤー（図6-5）
- 0.016 インチ ステンレススチールストレートワイヤー（図6-6 ①）
- 0.016×0.016 インチ ステンレススチールプリフォームドアーチワイヤー（図6-5）
- 0.016×0.022 インチ ステンレススチールストレートワイヤー（図6-6 ②）

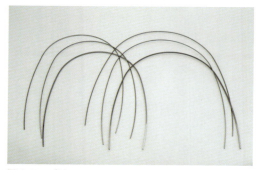

図6-5 プリフォームドアーチワイヤー

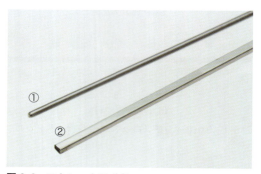

図6-6 ストレートワイヤー
①ラウンドワイヤー，②レクタンギュラーワイヤー

3) その他の材料

(1) エラスティックチェーン（図6-7）

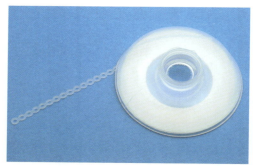
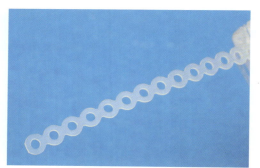

図6-7 エラスティックチェーン

(2) 結紮線（リガチャーワイヤー）（図6-8）

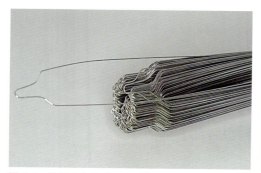
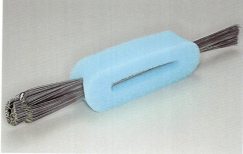

図6-8 直径0.010インチ（約0.25 mm）結紮線（リガチャーワイヤー）

(3) エラスティックモジュール (図6-9)

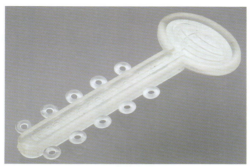

図6-9　エラスティックモジュール

(4) ブラケット用接着剤 (図6-10)

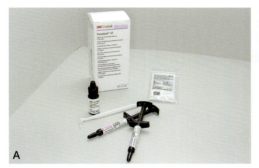
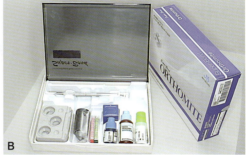

図6-10　ブラケット用接着剤
A：コンポジット系接着剤（光硬化型），B：MMA系接着剤（化学重合型）

2. 器　具
1）プライヤー一式
（1）ピンアンドリガチャーカッター（図6-11）

　結紮線（直径0.010インチ，約0.25 mm）の切断に用いる（図6-32, 36参照）．アーチワイヤーの切断に用いてはならない．

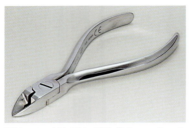 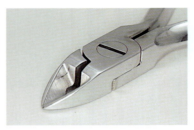 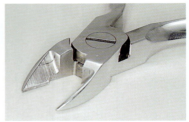

図6-11　ピンアンドリガチャーカッター

（2）ユーティリティプライヤー（図6-12）

　アーチワイヤーの着脱，遠心端の屈曲（シンチバック）に用いる．Howのプライヤーよりも，より細いワイヤーの把持に適している（図6-30, 33参照）．

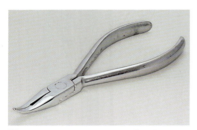 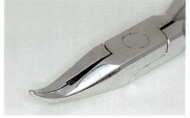 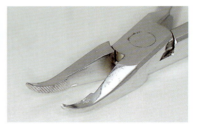

図6-12　ユーティリティプライヤー

(3) セーフティエンドカッター（図6-13）

アーチワイヤーを切断した際にアーチワイヤーの断端が飛び散らない特殊な構造になっており（図6-13下段），チューブの遠心から突き出たアーチワイヤーの切断に用いる．

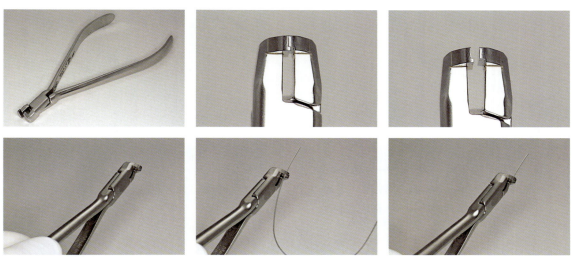

図6-13　セーフティエンドカッター

(4) リガチャーツイスターとリガチャーディレクター（図6-14）

ブラケットにアーチワイヤーを結紮する際に用いる．先端の一方（A1）で結紮線をひねり，ひねり終わった結紮線を適当な長さに切断した後，他方（A2，B）で結紮線が口唇や頰粘膜を傷つけないようにアーチワイヤーの下に押し込む．結紮（A1），結紮線の断端の処理（A2，B）に用いる（図6-32参照）．

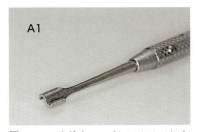 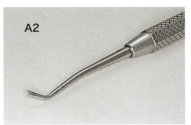 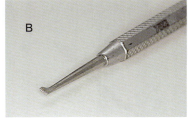

図6-14　リガチャーインスツルメント
A：リガチャーツイスター，B：リガチャーディレクター

(5) Tweedのアーチベンディングプライヤー（図6-15）
　レクタンギュラーワイヤーやスクエアワイヤーのアーチワイヤーの屈曲に用いる（図6-45，47参照）．

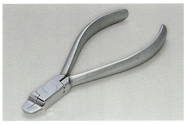
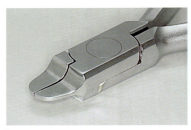
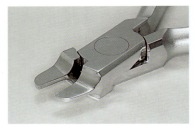

図6-15　Tweedのアーチベンディングプライヤー

(6) ライトワイヤープライヤー（図6-16）
　アーチワイヤーの屈曲に用いる．先端の断面は一方が四角形，他方が円形となっており，把持の方向によって屈曲形態を調整できる（☞p.130参照）．

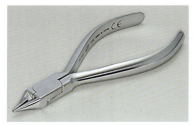
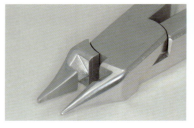
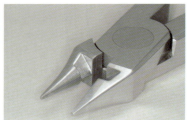

図6-16　ライトワイヤープライヤー

(7) 持針器（ニードルホルダー）（図6-17）
　結紮線の把持に用いる．尾部が機械的に固定される（図6-32参照）．

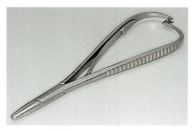
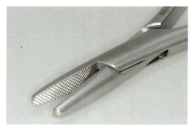
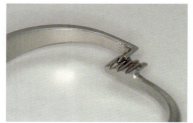

図6-17　持針器

（8）How のプライヤー（図6-18）
　結紮線による結紮のほか，アーチワイヤーの把持，シンチバックの付与などに用いる（図6-32, 33, 59参照）．

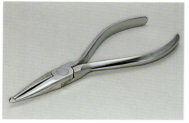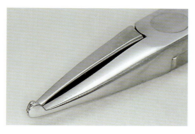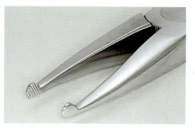

図6-18　How のプライヤー

（9）リガチャータイイングプライヤー（図6-19）
　アーチワイヤーをブラケットスロットに装着し，結紮線により固定するために用いる．両先端に細い溝が切り込まれており，そこに結紮線を通し，プライヤーを握ることで結紮線が締まり，しっかり固定できる．

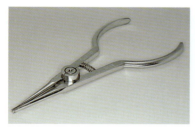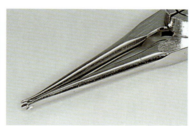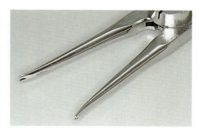

図6-19　リガチャータイイングプライヤー

（10）Boone のブラケットポジショニングゲージ（図6-20）
　ブラケットを装着する際に，ブラケットハイト（切縁または咬頭頂からブラケットスロットの咬合面側辺縁までの距離）を設定するために用いる．3.5 mm，4.0 mm，4.5 mm，5.0 mmの高さを設定することができる（図6-24参照）．

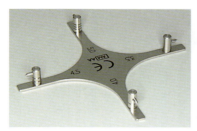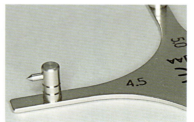

図6-20　Boone のブラケットポジショニングゲージ

(11) モスキートプライヤー（モスキートフォーセップス）（図6-21）

エラスティックモジュールによりアーチワイヤーをブラケットに結紮する際に用いる（図6-31参照）.

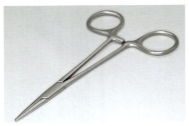
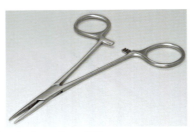
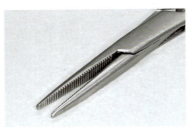

図6-21　モスキートプライヤー（モスキートフォーセップス）

(12) アーチフォーミングタレット（図6-22）

レクタンギュラーワイヤーを同一平面上に円形のアーチ形状を与えながら屈曲する際に用いる．レクタンギュラーワイヤーの太さに応じた数本の溝が切ってある．アーチワイヤーの前歯部に彎曲を付与する際に用いる（図6-40, 61参照）.

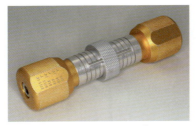
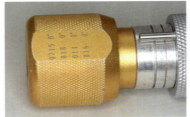
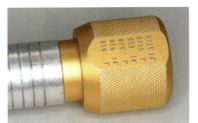

図6-22　アーチフォーミングタレット

2) その他の器具

- 湯槽（ウォーターバス）またはドライヤー
- カーバイドバー（図4-12参照）
- エンジン，ストレートハンドピース
- 歯科用バーナー（図3-4参照）
- ピンセット，探針
- 油性マジックまたはマーキングペンシル（白）（図3-6参照）
- デジタルカメラ

2 スタンダードエッジワイズ装置による実習

1. ブラケットの装着 ステップ1

1) 事前準備

本実習ではブラケットの接着力を強化する目的で，メラミン歯にカーバイトバーにてレジン保持孔を形成する．ここに瞬間接着剤を薄く塗って硬化させておく．接着レジンを取り，保持孔から溢れ出ないように筆積み法でレジンを満たす．

ブラケットをピンセットで把持し，接着面（ブラケットベース）にレジンを塗り，保持孔を覆うように圧接する．

2) ブラケットポジション

ブラケットポジションは，図6-23を参考にBooneのブラケットポジショニングゲージを，切歯では唇側面に対し垂直に当て（図6-24），ブラケットハイトを設定する．

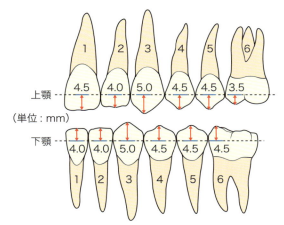

図6-23　本実習におけるブラケットハイト
ブラケットスロットの垂直的な位置

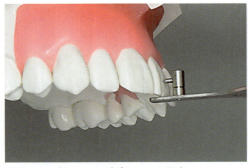
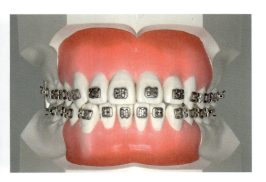

図6-24　ブラケットポジションの設定

3) ブラケットアンギュレーション

　ブラケットアンギュレーションは，一般に上顎切歯，犬歯や下顎犬歯に4〜10°の近心傾斜を付与することが多い（図6-25）が，本実習においては上下顎中切歯，側切歯は切縁とブラケットスロットが平行になるように，上下顎犬歯は歯軸とブラケットスロットが直交するように，また，上下顎小臼歯，下顎大臼歯は近遠心の辺縁隆線とブラケットスロットが平行になるように位置づける（図6-26）．

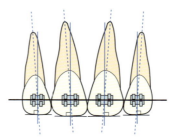

図6-25　一般的なブラケットアンギュレーション
切歯を軽度に近心傾斜させ，ブラケットスロットが切縁に平行になるように設定する

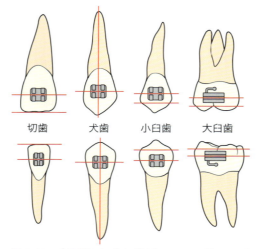

切歯：
ブラケットスロットが切縁と平行になるよう位置づける

犬歯：
ブラケットスロットが歯軸と垂直になるよう位置づける

小臼歯・大臼歯：
ブラケットスロットが近遠心の辺縁隆線と平行になるよう位置づける

図6-26　本実習におけるブラケットアンギュレーション

> **注意点**
> ブラケットスロットやブラケットウィング（結紮線やエラスティックモジュールをかけるところ）の余剰レジンは，硬化する前に探針などで取り除いておく．

2. 歯列のレベリング，ニッケルチタンワイヤーの装着 ステップ2

1) レベリング
　上下顎に 0.014 インチまたは 0.016 インチニッケルチタンワイヤーのアーチワイヤーを装着し，レベリングを行う．ニッケルチタンのアーチワイヤーはあらかじめ歯列弓形態（アーチフォーム）に屈曲加工（プリフォームド）されている．

2) シンチバックとニッケルチタンワイヤーの焼きなまし
　臨床においては，特に剛性の低い，あるいは細いアーチワイヤーを装着する際は，たわみによる近心への抜け防止および頰粘膜保護のため，アーチワイヤーの遠心端を歯頸部方向に屈曲（シンチバック）させることが多く，本実習でもシンチバックを付与する．ただし，ニッケルチタンワイヤーは超弾性を有し，そのままでの屈曲は困難であるため，正中を合わせた状態でアーチワイヤーをブラケットスロットに挿入し，遠心部の長さを調整した後（図6-27, 28），口腔外に取り出し，遠心部を焼なます（図6-29）ことで屈曲を可能とする．

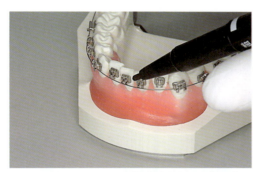

図6-27　ワイヤーの正中部の刻印を正中部に合わせる．見えにくければ油性ペンで記入する

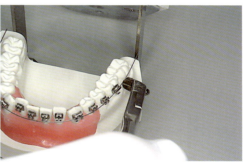

図6-28　セーフティエンドカッターでアーチワイヤーをカットする．6のチューブ遠心から3〜4mm程度長めにカットする

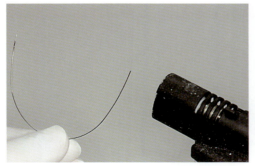

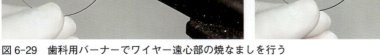

図6-29　歯科用バーナーでワイヤー遠心部の焼なましを行う

3) アーチワイヤーのブラケットへの装着

アーチワイヤーをブラケットスロットに戻し，結紮を行う（図6-30）．アーチワイヤーの結紮はエラスティックモジュールとモスキートプライヤーを用いて行う．より強固な結紮が必要な場合は，結紮線とリガチャータイイングプライヤーまたは持針器を用いる．

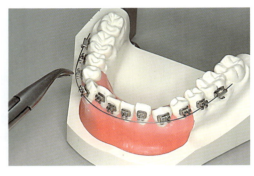

図6-30　再度アーチワイヤーをチューブおよびブラケットスロットに挿入し，正中を合わせる

（1）エラスティックモジュールによる結紮（図6-31）

エラスティックモジュールをモスキートプライヤーで把持する．エラスティックモジュールをブラケットウイングに引っかける（図6-31A）．エラスティックモジュールを伸ばしながら，ブラケット全体に装着する（図6-31B，C）．エラスティックモジュールがアーチワイヤーを適切に保持していることを確認する（図6-31D）．

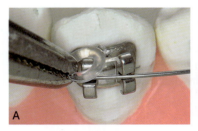
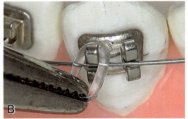
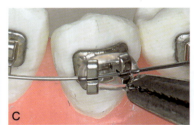

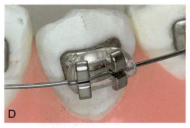

図6-31　エラスティックモジュールによる結紮
A：エラスティックモジュールをブラケットウイングにかける
B，C：エラスティックモジュールをブラケット全体に装着する
D：エラスティックモジュールによりアーチワイヤーが保持されている

（2）結紮線による結紮（図6-32）

① 結紮線をブラケットウイングの下に通し，軽く引っ張る（図6-32A〜C）．
② 結紮線の両端をそれぞれ手指で把持し，2，3回回転させる（図6-32D）．
③ ブラケットから3〜4mm離れたところで，結紮線の両端を持針器やHowのプライヤーなどで把持し，軽く引っ張りながら回転させる（図6-32E）．
④ すべてのブラケットで同様に結紮する．
⑤ 結紮線をまとめ，2〜3mm残してピンアンドリガチャーカッターで切断する（図6-32F, G）．
⑥ リガチャーディレクターなどで切断した結紮線の断端を折り曲げ（図6-32H），アーチワイヤーの下に押し込む（図6-32I, J）．手指で結紮線が飛び出しているところがないか確認する．

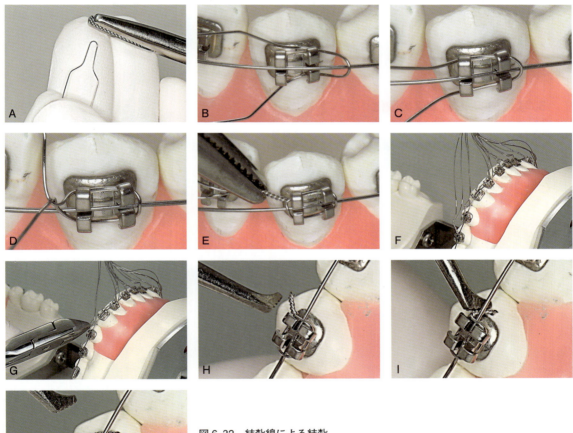

図6-32 結紮線による結紮
A〜C：結紮線をブラケットウイングの下に通す
D：結紮線の両端をまとめて，2，3回ねじる
E：結紮線の両端を持針器やHowのプライヤーでさらにねじる
F, G：すべての結紮線をまとめ，切断する
H〜J：切断した結紮線の断端を折り曲げ，アーチワイヤーの下に押し込む

4）シンチバック

アーチワイヤーの抜け防止および頰粘膜保護のため，ユーティリティプライヤーやHowのプライヤーなどを用いてアーチワイヤーの遠心端を歯頸部方向に屈曲（シンチバック）する（**図6-33**）．

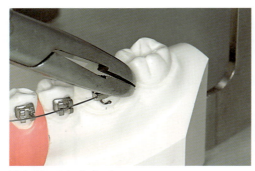 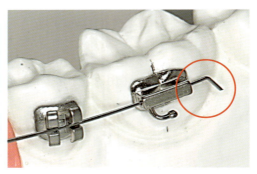

図6-33　シンチバック

3. 写真撮影，ワックスの軟化
1）ワックスの軟化前の写真撮影

ワックスの軟化の前に写真撮影を行う（**図6-34**）．

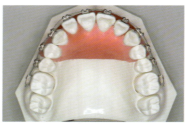
上顎咬合面観

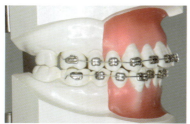 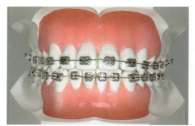 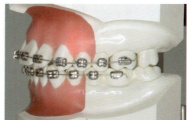
右側面観　　　　　正面観　　　　　左側面観

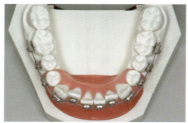
下顎咬合面観

図6-34　ワックスの軟化前の口腔内写真

2) ワックスの軟化

タイポドントを湯の中に入れたり，ドライヤーで温めたりしてワックスを軟化し，臨床的に歯が動く状況を再現する（図6-35）.

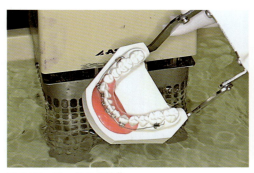
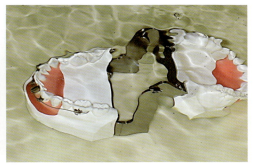

図6-35　ワックスの軟化

3) ワックスの軟化後の写真撮影と観察

ワックスの軟化前と同規格で写真撮影を行い，ワックスの軟化前後でどのように歯が動いたか評価する．歯列の変化を観察し，矯正力がどのように働いたかを考察する．

4. 結紮線の除去，アーチワイヤーの取り出し

アーチワイヤーを撤去する際には結紮線を切断する必要がある．ピンアンドリガチャーカッターを用いて，アーチワイヤーやブラケットを避け，結紮線のみに刃先をあてて注意深く切断する（図6-36）．アーチワイヤーはユーティリティプライヤーもしくはHowプライヤーを用いて撤去し，除去した結紮線はガーゼに包む.

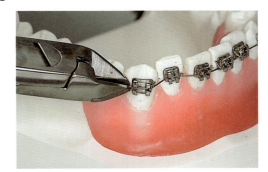

図6-36　結紮線の除去

5. レベリングの達成

ブラケットスロットやチューブにおける不連続性が解消され，ステンレススチールなどの剛性の高いアーチワイヤーが，各歯のブラケットスロットに永久変形を伴わず，過度の力も必要とせず結紮できる状態がレベリングの達成の目安となる．具体的には0.014インチ程度のステンレススチールワイヤーが永久変形のない範囲で，結紮できることがあげられる.

転位や叢生が残っている場合は，その部位に対してループを付与し，永久変形を防ぎつつ剛性の高いワイヤーを使用する選択も考慮できる.

ただし，叢生や転位が強く残った状態で不用意に剛性の高いアーチワイヤーを用いると，矯正力が過大となり，歯や歯周組織への為害作用やブラケットの脱離，アーチワイヤーの永久変形などを引き起こし，結果として治療期間の延長をもたらすため注意を要する.

6. スペースの閉鎖 ステップ3

コンソリデーションアーチと顎内ゴムを用いて上顎前歯部のスペースを閉鎖する.

① 0.016 インチのステンレススチールワイヤーを半分程度（20 cm 弱）に切断し，その中央にマーキングペンシルで印をつけ，プレーンアーチを屈曲する．

動画 6-1

② 屈曲したアーチワイヤーを上顎タイポドントに試適した後，両側切歯遠心面付近に印をつけ（図 6-37），ライトワイヤープライヤーや Jarabak のプライヤーなどを用いてヘリカルループ（e ループ）を屈曲する（図 6-38）．このときアーチワイヤーが歪むので，上顎チャート（☞ 別冊 p.44 参照）に合うように調整する．

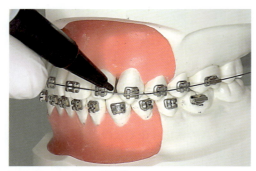

図 6-37 スペースの閉鎖

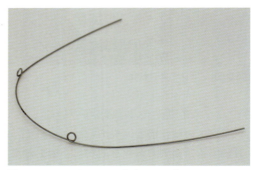

図 6-38 ヘリカルループ（e ループ）

③ 完成したコンソリデーションアーチを結紮する．アーチワイヤーはチューブ遠心から 3 mm のところで切断し，遠心端を歯頸部方向に屈曲（シンチバック）しておく．両側のヘリカルループとチューブフックの間にエラスティックチェーンをかけ，前歯部のスペースを閉鎖する（図 6-39）．下顎には下顎チャート（☞ 別冊 p.44 参照）に合わせて屈曲した 0.016 インチステンレススチールワイヤーのプレーンアーチを装着する．この状態で再度写真撮影を行い，観察したうえでワックスの軟化を行う．

④ ワックスの軟化後，再度写真撮影を行い，ワックスの軟化前後での変化を観察する．

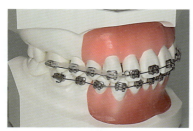 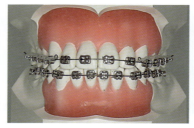 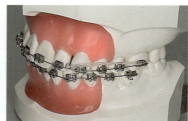

図 6-39 ワックス軟化後の口腔内写真

7. アイデアルアーチの屈曲 ステップ4

① 0.016×0.022インチのレクタンギュラーワイヤーを上顎で約16cm，下顎で約14cm切断して使用する．
② レクタンギュラーワイヤーの中央部にマーキングペンシルで印をつける．
③ アーチフォーミングタレットの0.016インチの溝にレクタンギュラーワイヤーを挿入した後（図6-40矢印），アーチフォーミングタレットのガイドバーを時計回りおよび反時計回り方向に数回ずつ交互に回しながら，上下顎のアーチチャートより小さいカーブを屈曲する．
④ 手指で広げながらレクタンギュラーワイヤーのプレーンアーチをつくる（☞別冊p.44参照）．

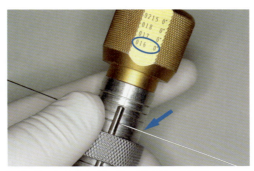

図6-40　レクタンギュラーワイヤーの屈曲

1）ファーストオーダーベンド（頰舌的な屈曲，イン・アウト）

　歯種によって頰舌的な歯の厚みは異なり，咬合する部分（咬合線 the line of occlusion）からブラケットが装着される唇・頰側面までの距離も異なる．その補正をするため，スタンダードブラケットでは唇舌的・頰舌的な屈曲，すなわちファーストオーダーベンドが必要である（図6-41, 42）．

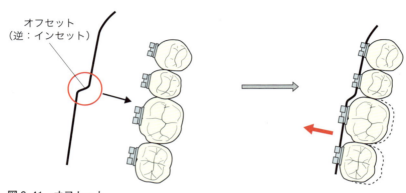

図6-41　オフセット

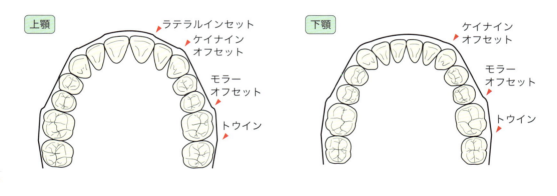

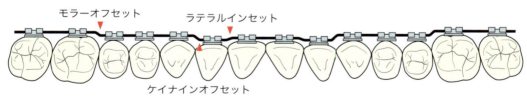

図6-42　ファーストオーダーベンドの種類

レクタンギュラーワイヤーのプレーンアーチを上下顎タイポドントに合わせ，ファーストオーダーベンドの屈曲点をマーキングペンシルで記入する（**図6-43, 44**矢印）．

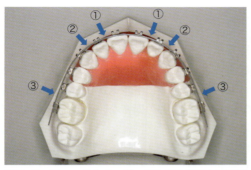

図6-43　ファーストオーダーベンドの屈曲点の位置（上顎）
①中切歯・側切歯間，②側切歯・犬歯間，③第二小臼歯・第一大臼歯間

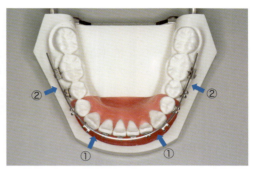

図6-44　ファーストオーダーベンドの屈曲点の位置（下顎）
①側切歯・犬歯間，②第二小臼歯・第一大臼歯間

スクエアワイヤーやレクタンギュラーワイヤーにおけるオフセットは，Tweedのアーチベンディングプライヤー（**図6-15**）を用いて行う．例としてケイナインオフセット付与を示す（**図6-45**）．

動画6-2
① 印をつけた位置（オフセットを入れたい位置）で，Tweedのアーチベンディングプライヤーを用いてワイヤーを把持する（**図6-45A**）．
② 人さし指を手前に引いて屈曲する（**図6-45B, C**）．
③ 親指を奥に押して屈曲する（**図6-45D, E**）．
④ 付与されたケイナインオフセット（**図6-45F**）

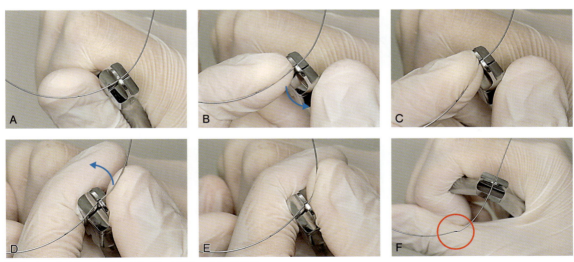

図6-45　オフセット（ケイナインオフセット）の付与

2）セカンドオーダーベンド〔垂直的屈曲，アンギュレーション（ティップ）〕

　歯軸を遠心または近心に傾斜させるための屈曲をさし，大臼歯が近心傾斜しないように付与する屈曲（ティップバックベンドなど）や，下顎臼歯部に付与する準備固定のための屈曲がこれにあたる．

3）サードオーダーベンド（ねじり屈曲，トルク）

　ブラケットやチューブを支点に，歯根を唇頬舌方向に回転移動させるためのレクタンギュラーワイヤーに加えるねじりの屈曲をさし，これによりワイヤーにトルクが生じる．上顎前歯の舌側移動時における正常な唇舌的な歯軸傾斜の維持や，臼歯部の緊密な咬頭嵌合を得るために重要な屈曲である．

　トルクの付与は，手指または Tweed のアーチベンディングプライヤーを用いて所定のねじり量をレクタンギュラーワイヤーに屈曲する（図 6-46）．トルクを付与したアーチワイヤーは歪むので，その都度チャート（☞ 別冊 p.44 参照）に合わせてこまめな調整を繰り返し，平面性を保つようにする．

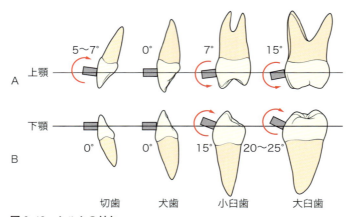

図 6-46　トルクの付与
A：上顎のトルクの付与，B：下顎のトルクの付与

ステンレススチールレクタンギュラーワイヤーは，サードオーダーベンドを付与し，歯に対してトルクをかけることが可能である．

動画 6-3

① サードオーダーベンドを付与する部位でワイヤーを保持する（図 6-47A）．サードオーダーベンド付与前は，ワイヤーを把持した両プライヤーの先端は同一平面状（図 6-47A）にある．
② 両プライヤーでワイヤーを把持したまま片方のプライヤーを上（下）方へ移動し，ワイヤーに対してねじるような力を加える（図 6-47B）．図 6-47A と比較し，図 6-47B ではプライヤー同士の先端の角度が異なる．この角度が与えたトルクの角度となる．

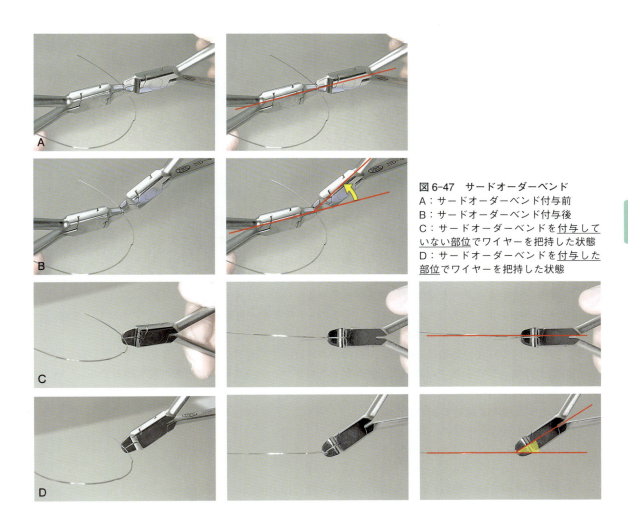

図 6-47　サードオーダーベンド
A：サードオーダーベンド付与前
B：サードオーダーベンド付与後
C：サードオーダーベンドを付与していない部位でワイヤーを把持した状態
D：サードオーダーベンドを付与した部位でワイヤーを把持した状態

> **注意点**
> 本来は Tweed のアーチベンディングプライヤーを 2 本用いてトルクを付与するが，本実習では便宜的に Tweed のアーチベンディングプライヤーとユーティリティプライヤーもしくは How プライヤーを用いる．

4）上下顎アイデアルアーチのコーディネーション

　屈曲した上下顎のアイデアルアーチの調和（コーディネーション）を確認する．上下顎アイデアルアーチの正中を合わせ，上顎のラテラルインセットと下顎のケイナインオフセットが接触する（矢印）ように並べることで（図 6-48，別冊 p.45 参照），アイデアルアーチ装着後の前歯部のオーバージェットや側方歯群の咬合関係（左右の対称性）を知ることができる．

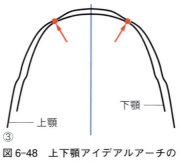

図 6-48　上下顎アイデアルアーチの
　　　　　 コーディネーション

8. アイデアルアーチの装着と歯の移動　ステップ5

① 屈曲が完了したアイデアルアーチを上下顎を間違えないように注意し，タイポドントへ試適する．
② すべてのブラケットスロットに無理なくアーチワイヤーを挿入できたら，結紮線とリガチャーインスツルメント，How のプライヤー，またはリガチャータイイングプライヤーを用いてブラケットにアーチワイヤーを結紮する．
③ 結紮が終わったら，ピンアンドリガチャーカッターで結紮線を適切な長さに切断し，リガチャーディレクターで結紮線の端をアーチワイヤーの下に押し込む．
④ チューブの遠心から 2～3 mm のところでアーチワイヤーを切断し，How のプライヤーで歯頸部方向にワイヤー遠端部を屈曲（シンチバック）し，固定する．
⑤ ワックスの軟化，移動後の評価，調整内容の検討，アイデアルアーチの調整を繰り返し行う．
⑥ 場合によっては顎間ゴムの使用，ブラケットポジションの変更などの選択肢も検討する．
⑦ 具体的な治療目標は以下のようになる．
・上下顎臼歯の 1 歯対 2 歯の咬合関係
・上下顎歯列の正中線の一致
・対称性のとれた U 字型歯列弓
・2～3 mm のオーバージェットとオーバーバイト
・下顎歯列の切縁（咬頭）と中心溝の連続性（咬合線 the line of occlusion）

　これらを達成するようにアイデアルアーチの調整を行い，治療目標である個性正常咬合を完成させる．

3 ストレートワイヤー装置による実習

1. 構造と機能
　マルチブラケット装置の1つに分類されるエッジワイズ装置は，Angleによって考案され，1928年に発表された．Angleの最後の弟子であったTweedは，その装置を用いた臨床的術式を独自の診断法と合わせてエッジワイズ法として整理し，国際的な普及に貢献した．その後，さまざまな改良を経て，1976年にAndrewsが正常咬合者の三次元的な歯の位置の特徴を設計に反映させたストレートワイヤー法を発表して現在に至っている．

　ストレートワイヤー装置はすべての歯にブラケットおよびチューブを装着し，アーチワイヤーにより三次元的に歯をコントロールし，緊密な咬頭嵌合を有する個性正常咬合を獲得することができる点では従来のスタンダードエッジワイズ装置と同様である．しかし，ストレートワイヤー装置では各種オーダーベンドが組み込まれたストレートワイヤーブラケットを用いることで煩雑なワイヤーベンディングを最小限とすることができ，治療時間の短縮がはかれるなどの利点から現在の矯正歯科治療で広く用いられている．

2. スタンダードブラケットとストレートワイヤーブラケットの特徴と違い

1) スタンダードブラケット
　ブラケットベース（歯面に装着する部分）に対し，ブラケットスロットが直角である（図6-49）．アーチワイヤーにファーストオーダーベンド，セカンドオーダーベンド，サードオーダーベンドを屈曲し，歯の位置をコントロールする必要がある．

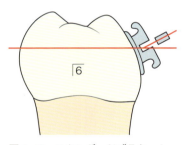

図6-49　スタンダードブラケット

2) ストレートワイヤーブラケット

ブラケット自体に以下のオーダーベンドが組み込まれており，最小限のアーチワイヤーの屈曲で歯をコントロールできる．

(1) ファーストオーダーベンド（イン，アウト）

個々の歯においてブラケットベースの頰舌的な厚さを補正することで，ファーストオーダーベンドを入れる必要がないように調整されている．歯冠の頰舌的な厚みの差を補正するために，インセットを入れる歯（上顎側切歯）のブラケットベースは厚く，オフセットを入れる歯（犬歯や第一大臼歯）のブラケットベースは薄くつくられている（図6-50）．

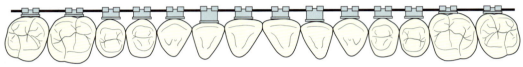

図6-50　ストレートワイヤーブラケットの厚みの違い

(2) セカンドオーダーベンド〔アンギュレーション（ティップ）〕

個々の歯が近遠心的に適正な傾斜となるように組み込まれている．

(3) サードオーダーベンド（トルク）

歯冠唇・頰側面の臨床歯冠中央付近（図6-51の赤線）における彎曲が，水平的・垂直的に組み込まれている（図6-51）．

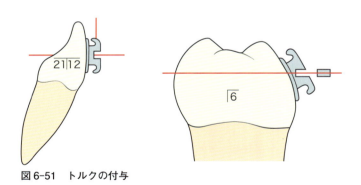

図6-51　トルクの付与

3）ブラケットハイトとブラケットアンギュレーション

　ストレートワイヤー装置では，各歯の臨床的歯冠軸（図6-53の赤線）の中央点がブラケットの中央点と一致するように設定する．本実習においては，図6-52に示すブラケットハイトを用いる．

　適切なブラケットアンギュレーション（ティップ）を得るためには，切歯・犬歯ではブラケット中央の縦線と臨床的歯冠軸（図6-53赤線）が一致するように位置づける．小臼歯・大臼歯ではブラケットスロットが近遠心の辺縁隆線と平行になるよう位置づける．

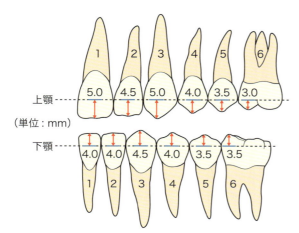

図6-52　標準的なブラケットハイトの例（ブラケットスロットの垂直的な位置）

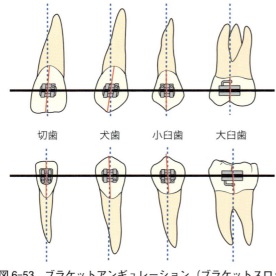

図6-53　ブラケットアンギュレーション（ブラケットスロットの傾斜）

> **注意点**
> ストレートワイヤーブラケットでは，歯種により歯頸部または遠心歯頸部に「・（ドット）」がついていることに注意して装着を行う．

4) 上下顎アーチワイヤーのコーディネーション（図6-54）

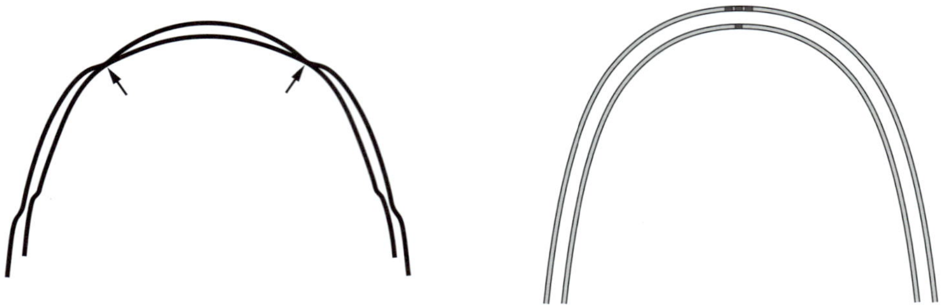

スタンダードマルチブラケット装置　　　　　ストレートワイヤー装置

図6-54　スタンダードエッジワイズ装着とストレートワイヤー装置のアーチワイヤーのコーディ
ネーションの違い

3. 使用する器材・器具

1）材　料

① 0.018 インチスロット ストレートワイヤーメタルブラケット
② 0.016 インチ ニッケルチタンプリフォームドアーチワイヤー（図6-5）
③ 0.016×0.022 インチ ニッケルチタンプリフォームドアーチワイヤー
④ 0.016×0.022 インチ ステンレススチールストレートワイヤー（図6-6②）
⑤ エラスティックチェーン（図6-7）
⑥ 0.010 インチ（直径0.25 mm）結紮線（リガチャーワイヤー）（図6-8）
⑦ エラスティックモジュール（図6-9）　　⑩ 歯科用銀ろう（図3-2参照）
⑧ ブラケット用接着剤（図6-10）　　　　⑪ フラックス（図3-3参照）
⑨ ブラスワイヤー　　　　　　　　　　　⑫ 瞬間接着剤

2）器　具

① How のプライヤー（図6-18）
② Tweed のアーチベンディングプライヤー（図6-15）
③ ピンアンドリガチャーカッター（図6-11）
④ セーフティエンドカッター（図6-13）
⑤ リガチャーインスツルメント（図6-14）
⑥ モスキートプライヤー（モスキートフォーセップス）（図6-21）
⑦ 歯科用バーナー（図3-4参照）
⑧ マーキングペンシル（白）（図3-6参照）
⑨ アーチフォーミングタレット（図6-22）
⑩ リガチャータイイングプライヤー（図6-19）
⑪ カーバイドバー（図4-12参照）
⑫ タイポドント一式
⑬ 湯槽（ウォーターバス）またはドライヤー

4. ブラケットの装着 ステップ1

① 本実習ではブラケットの接着力を強化する目的で，メラミン歯にカーバイドバーでレジン保持孔を形成する．ここに瞬間接着剤を薄く塗って硬化させておく．接着レジンを取り，保持孔から溢れ出ないように筆積み法でレジンを満たす（図6-55）．
② ブラケットをピンセットで把持し，接着面（ブラケットベース）にレジンを塗り（図6-56），保持孔を覆うように圧接する．ブラケットポジションは，Booneのブラケットポジショニングゲージを，切歯では唇側面に対し垂直に当て（図6-57），ブラケットハイトを設定する（図6-52）．ブラケットアンギュレーションは，切歯・犬歯ではブラケット中央に刻印された縦線と臨床的歯冠軸が一致するように位置づける（図6-53, 58）．
③ ブラケットスロットやブラケットウイングの余剰レジンは，硬化する前に探針などで取り除いておく．

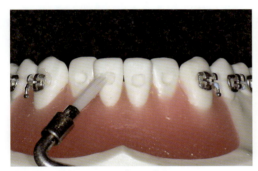

図6-55 保持孔へのレジンの塗布

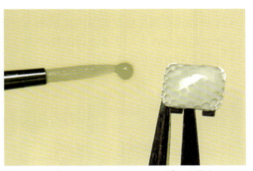

図6-56 ブラケットベースへのレジンの塗布

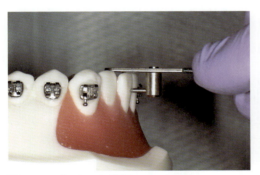

図6-57 ブラケットポジション（切歯）

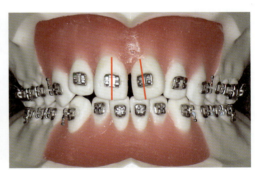

図6-58 ブラケットアンギュレーション（切歯）
赤線は臨床的歯冠軸

5. 歯列のレベリング，ニッケルチタンワイヤーの装着 ステップ2

　まず，上下顎にあらかじめ歯列弓形態（アーチフォーム）に屈曲加工（プリフォームド）された 0.016 インチニッケルチタンプリフォームドアーチワイヤーを装着し，レベリングを行う．歯の移動後に，0.016×0.022 インチニッケルチタンプリフォームドアーチワイヤーを装着して，さらにレベリングを行う．

　各ニッケルチタンアーチワイヤーの装着は，以下の①〜④の手順を繰り返して行う．

① アーチワイヤーをチューブに通し，ブラケットスロットに挿入したら，チューブの遠心から 2〜3mm のところでアーチワイヤーをセーフティエンドカッターで切断する．
② アーチワイヤーを口腔外へ取り出し，歯科用バーナーで遠心部の焼きなましを行う．
③ アーチワイヤーをブラケットスロットに戻し，エラスティックモジュールとモスキートプライヤーを用いて結紮する．より強固な結紮が必要な場合には，結紮線とリガチャーインスツルメントを用いる（図 6-31, 32 参照）．
④ アーチワイヤーの抜け防止および頰粘膜保護のため，How のプライヤーを用いてアーチワイヤーの遠心端を歯頸部方向に屈曲（シンチバック）する（図 6-59）．ニッケルチタンワイヤーの屈曲はそのままでは困難であるが，アーチワイヤーの遠心部の焼なましを行うことで屈曲が可能となる．

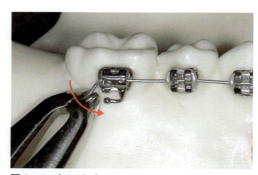 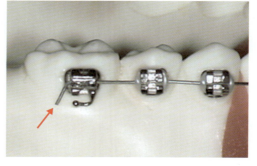

図 6-59　シンチバック

　①〜④を繰り返すことにより，歯が移動し，上下顎の咬合平面のレベリング（平坦化）が進む．特に，舌側弧線装置により唇側移動した上顎前歯に認められた捻転（図 6-60A）が改善される（図 6-60B）．しかし，上顎前歯部には一部空隙が認められる（図 6-60C 矢印）．

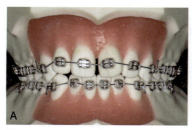 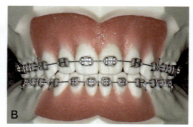 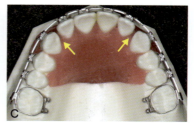

図 6-60　レベリング

6. 上顎前歯部の空隙閉鎖と下顎のレベリングの継続 ステップ3

上下顎のレベリングが終了したら，上顎前歯部の空隙閉鎖に用いるステンレススチールワイヤー（レクタンギュラーワイヤー）のプレーンアーチを屈曲し，プレーンアーチに顎内ゴムをかけるためのブラスワイヤーフックをろう着する．

① 0.016×0.022インチのステンレススチールワイヤーを長さ約25 cmに切断し，その中央にマーキングペンシルで印をつけ，アーチフォーミングタレットの0.016インチの溝にレクタンギュラーワイヤーを挿入した後（図6-61矢印），アーチフォーミングタレットのガイドバーを時計回りおよび反時計回り方向に数回ずつ交互に回しながら，上顎のアーチチャートより小さいカーブを屈曲する．その後，手指で広げながら上顎のプレーンアーチ屈曲チャート（☞別冊 p.44 参照）に合わせ，レクタンギュラーワイヤーのプレーンアーチをつくる．

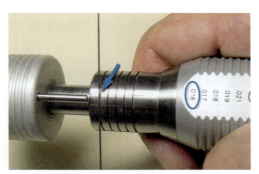

図6-61 アーチフォーミングタレットによる屈曲

② 屈曲したアーチワイヤーを上顎タイポドントに試適した後，両側切歯遠心面付近に印をつけ（図6-62A），ブラスワイヤーフックをろう着する（図6-62B）．

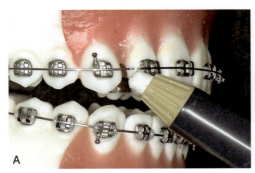
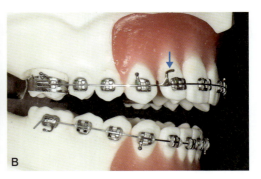

図6-62 ブラスワイヤーフックのろう着
A：ろう着位置に印をつける，B：ろう着されたブラスワイヤーフック（矢印）

7. スペースの閉鎖 ステップ4

① 完成したアーチワイヤーをタイポドントへ試適する．すべてのブラケットスロットに無理なくアーチワイヤーが挿入できたら，結紮線とリガチャーインスツルメント，How のプライヤー，またはリガチャータイイングプライヤーを用いてブラケットに装着する．

② 装着が終わったら，ピンアンドリガチャーカッターで結紮線を適切な長さに切断し，リガチャーディレクターで結紮線の端をアーチワイヤーの下に押し込む．

③ アーチワイヤーはチューブの遠心から 2〜3 mm のところで切断し，遠心端は歯頸部方向に屈曲（シンチバック）しておく．

④ 両側のブラスワイヤーフックとチューブフックの間にエラスティックチェーンをかけ（図 6-63A〜C 青矢印），前歯部の空隙（図 6-63D 黄矢印）を閉鎖する（図 6-63E）．

⑤ 前歯の舌側移動に伴い，ワイヤーがチューブ後縁に向かいスライディングしている（後縁から出てきている）ことを確認する．この操作により上顎前歯の空隙が閉鎖する（図 6-63E）．

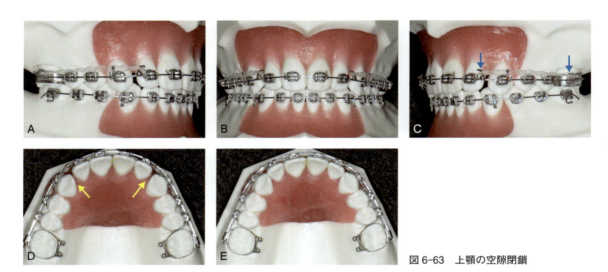

図 6-63　上顎の空隙閉鎖

8. アイデアルアーチの装着と歯の移動 ステップ5

　上顎の空隙が閉鎖したら，下顎にレクタンギュラーワイヤーのプレーンアーチワイヤーを装着し，ディテイリングを行う．上顎のアーチワイヤーは前歯部の空隙閉鎖に使用したものを引き続き使用する．ストレートワイヤー装置では，各種オーダーベンドがブラケットに組み込まれているため，レクタンギュラーワイヤーのプレーンアーチワイヤーがアイデアルアーチとなる．

① 下顎では 0.016×0.022 インチのレクタンギュラーワイヤーを約 14 cm 切断して使用する．上顎のプレーンアーチ製作時と同様に，ワイヤーの中央部にマーキングペンシルで印をつけ，アーチフォーミングタレットの 0.016 インチの溝にレクタンギュラーワイヤーを挿入した後，アーチフォーミングタレットのガイドバーを時計回りおよび反時計回り方向に数回ずつ交互に回しながら，下顎のアーチチャートより小さいカーブを屈曲する．その後，プレーンアーチ屈曲チャート（☞別冊 p.44 参照）に合わせ，下顎のレクタンギュラーワイヤーのプレーンアーチをつくる．手指でうまく屈曲できない場合には，Tweed のアーチベンディングプライヤーを用いて調整する．

② アーチチャート上で上下顎のプレーンアーチワイヤーの調和（コーディネーション）を確認する（☞別冊 p.44 参照）．

③ 下顎のプレーンアーチワイヤーをタイポドントへ試適する．すべてのブラケットスロットに無理なくアーチワイヤーが挿入できたら，結紮線とリガチャーインスツルメント，How のプライヤー，またはリガチャータイイングプライヤーを用いてブラケットに装着する．

④ 装着が終わったら，ピンアンドリガチャーカッターで結紮線を適切な長さに切断し，リガチャーディレクターで結紮線の端をアーチワイヤーの下に押し込む．チューブの遠心から 2 ～3 mm のところでアーチワイヤーを切断し，How のプライヤーで歯頸部方向に遠心端を屈曲（シンチバック）し，アーチワイヤーが抜け出てこないことを確認する．

⑤ タイポドントを湯の中に入れたり，ドライヤーで温めたりしてワックスを軟化し，調整を行う．

⑥ 具体的な治療目標は以下のようになる．
・上下顎臼歯の 1 歯対 2 歯の咬合関係
・上下顎歯列の正中線の一致
・対称性のとれた U 字型歯列弓
・2～3 mm のオーバージェットとオーバーバイト
・下顎歯列の切縁（咬頭）と中心溝の連続性（the line of occlusion）

これらを達成するようにアイデアルアーチの調整を行い，治療目標である個性正常咬合を完成させる（図 6-64）．

VI

マルチブラケット装置

145

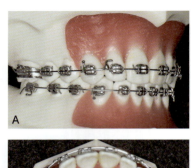
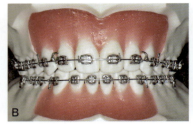
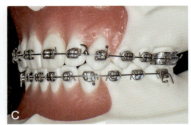
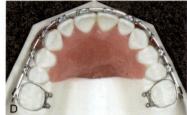
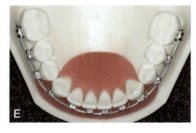

図 6-64　個性正常咬合の完成

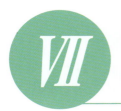

保定装置（Hawleyタイプリテーナー，Beggタイプリテーナー）と咬合斜面板

【保定装置】

学習目標（GIO）

動的矯正治療後の保定を行うために，保定装置の意義を理解し，その製作方法を習得する．

行動目標（SBOs）

1）保定装置の構造・目的・製作方法を説明する．
2）唇側線を屈曲する．
3）即時重合レジンを適切に操作する．
4）研磨を適切に行う．

【咬合斜面板】

学習目標

咬合斜面板の特徴および作用機序を理解し，その作成方法を習得する．

行動目標（SB）

1）咬合斜面板の構造・目的・製作方法を説明する．
2）唇側線を屈曲する．
3）即時重合レジンを適切に操作する．
4）研磨を適切に行う．

※ Hawleyタイプリテーナーを製作後，咬合斜面板を製作する．

1 Hawley タイプリテーナー

　1919年にHawleyが発表したレジン床タイプの可撤式保定装置である．上下顎ともに適用可能であり，両側犬歯部に調節用ループが組み込まれる．床を維持するために，大臼歯部に単純鉤，Adamsクラスプなどが付与される．動的矯正治療終了後の器械的保定に用いる．

1. 使用する器材・器具

① 石膏模型
② 鉛筆（黒・赤）または油性マジック（黒・赤）
③ 矯正用ラウンドワイヤー（0.8 mm 線または0.9 mm 線）
④ 歯科用バーナー（図 3-4 参照）
⑤ エバンス（図 3-7 参照）
⑥ 即時重合レジン
⑦ レジン分離材
⑧ カーバイドバー（図 4-12 参照）
⑨ ビッグシリコーンポイント（茶，白）
⑩ チャモイスホイールと歯科用金属研磨材（図 3-13 参照）
⑪ ダッペングラス
⑫ ワイヤーニッパー（図 3-8 参照）
⑬ Young のプライヤー（図 2-5 参照）

2. 製作方法

1) 印象採得
2) 石膏注入，作業用模型の製作（図7-1）　ステップ 1
3) 作業用模型の調整，設計（図7-2）　ステップ 2

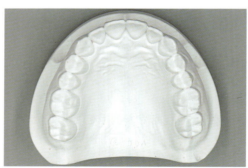

図 7-1　作業用模型の製作

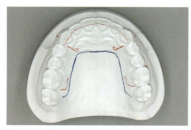 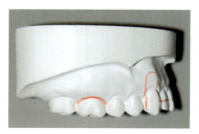 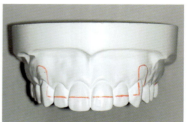

図 7-2　設計線の記入
唇側線は歯冠 1/2 の高さで，犬歯に接触し，ループの端は歯頸部と歯肉頰移行部の中央を通るようにする

4）唇側線の屈曲（図7-3〜12） ステップ3

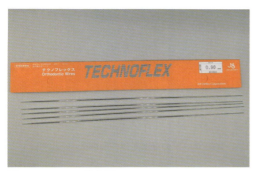

図7-3　0.9 mm線を用いる

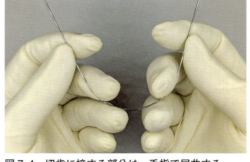

図7-4　切歯に接する部分は，手指で屈曲する

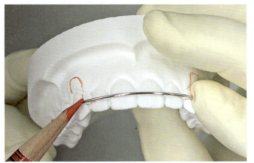

図7-5　唇側線は4切歯に点接触させる．犬歯に接触させた後，歯頸部方向に屈曲する

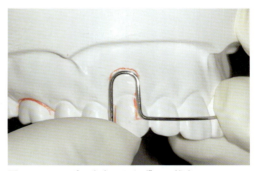

図7-6　ループは歯肉からわずかに離す

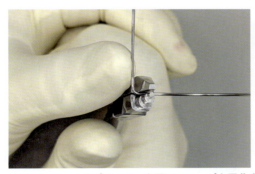

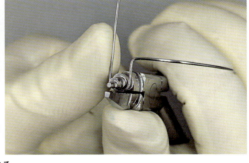

図7-7　Youngのプライヤーを用いてループを屈曲する

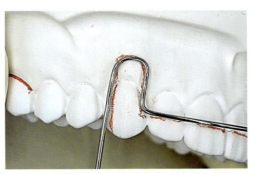

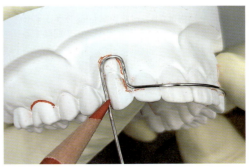

図7-8　ループの脚部へ屈曲する位置を確認する

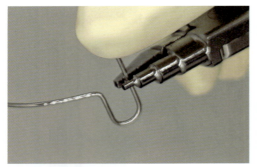

図7-9　隣接面に合わせて屈曲する

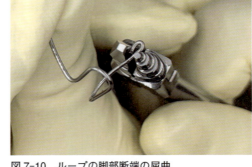

図7-10　ループの脚部断端の屈曲

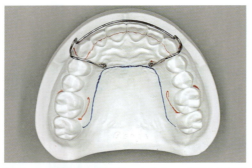

図7-11　維持部の先端は，丸くループ状に屈曲する．模型面からわずかに離し，その先端は粘膜に接触させる

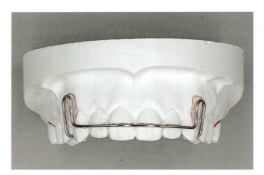

図7-12　唇側線の完成

5）単純鉤の屈曲（図7-13〜22） ステップ4

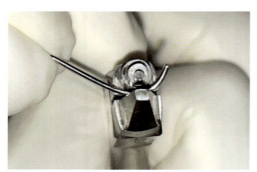

図7-13　単純鉤は0.9mm線をYoungのプライヤーまたはピーソープライヤーにて屈曲する

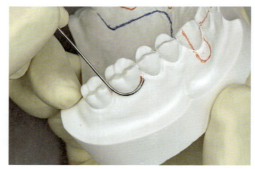

図7-14　単純鉤の先端は第一大臼歯の近心隅角部のアンダーカットに沿わせる．ワイヤーは歯頸部に沿わせて，少しずつ屈曲する

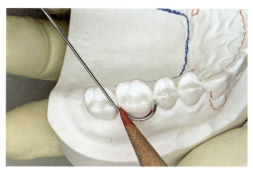

図 7-15　咬合面の高さで印をつける

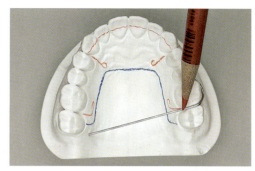

図 7-16　咬合面から口蓋側へ屈曲する部分に印をつける

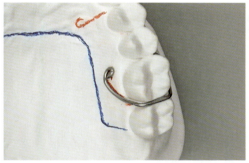

図 7-17　口蓋に沿って屈曲する．クラスプの脚部は，模型からわずかに離し，その先端を接触させる

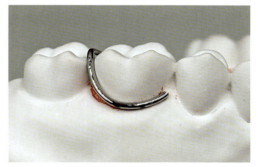

図 7-18　単純鉤（左側）の完成

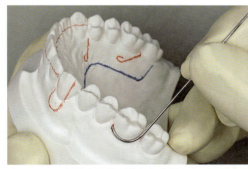

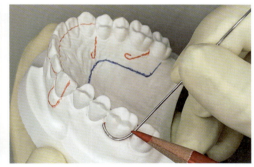

図 7-19　反対側も同様に適合を確認しながら屈曲する

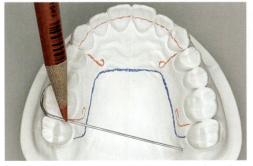

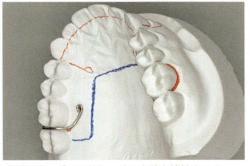

図 7-20　口蓋に沿って屈曲する．クラスプの脚部は，模型からわずかに離し，その先端を接触させる

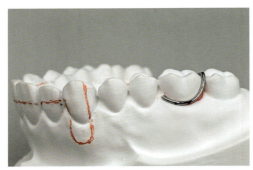

図7-21 単純鉤（右側）の完成

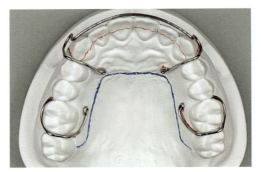

図7-22 唇側線と単純鉤の完成

6）レジン床の製作（ふりかけ法），研磨（図7-23～30） ステップ5

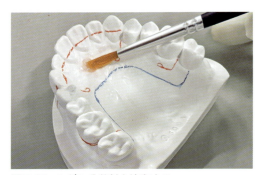

図7-23 レジン分離材を塗布する

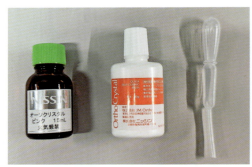

図7-24 即時重合レジンを用いる

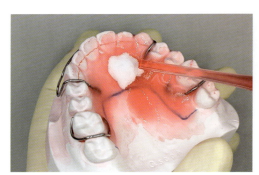

図7-25 レジン分離材の乾燥後，即時重合レジンを使用して，ふりかけ法により床部分を製作する

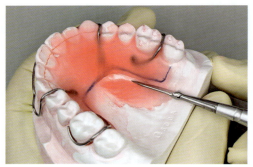

図7-26 完全に硬化する前に余剰レジンを除去する

152

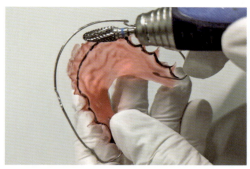

図 7-27　カーバイドバーを用いて，外形線に沿って余剰なレジンを除去する．ただし臼歯部の外形線は歯頸部とし，均一な厚みを維持する

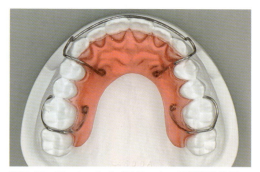

図 7-28　Hawley タイプリテーナーの粗研磨終了

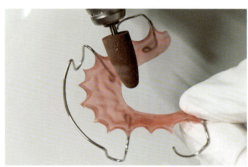

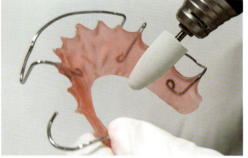

図 7-29　ビッグシリコーンポイント（茶：中仕上げ，白：研磨仕上げ）を用いて，レジン床を均一な厚みに研磨する．床の厚みは 1.2〜1.5 mm を目安とし，研磨の際に埋め込んだワイヤーが露出しない程度を確保する

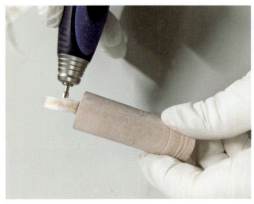

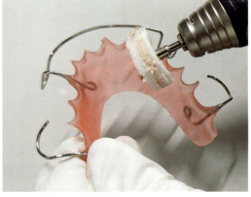

図 7-30　歯科用金属研磨材とチャモイスホイールを用いて低速で仕上げ研磨する

7) Hawley タイプリテーナーの完成（図7-31）

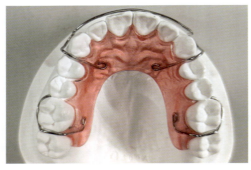

図7-31　Hawley タイプリテーナーの完成

2 咬合斜面板

　咬合斜面板は，1877年にKingsleyによって咬合跳躍法として発表された装置で，後のアクチバトールの原理につながる機能的矯正装置の一種でもある．

1. 基本構造
　斜面板付きのレジン床，クラスプ，唇側線からなる．斜面板はレジン床の上顎前歯の舌側面に付与する．

2. 特徴と作用機序
　咬合斜面板を上顎に装着して咬合すると，下顎切歯は斜面に接触して前上方に滑走し，下顎が前方に誘導される．下顎切歯が斜面最前部でレジン床と咬み合う位置に達しても臼歯は咬合せず，わずかに離開した状態になり，上下顎の臼歯が挺出するとともに下顎前歯は圧下されてオーバーバイトが減少する．また，下顎前歯は斜面板に接触するためわずかに唇側傾斜を示す．さらに唇側線を調整することで上顎前歯を舌側傾斜させることもできる．

3. 製作方法
1) 斜面板の製作（筆積法）　ステップ6
　Hawleyタイプリテーナーを前述の方法で製作し，続けて筆積法にてレジンを盛り上げ（図7-32〜35），咬合斜面板とする．

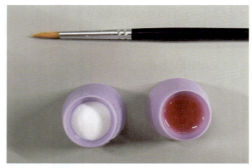 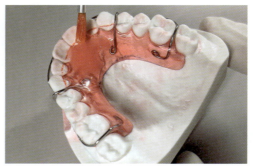

図7-32　前歯舌側の部分に斜面をつくるためにレジンを厚く盛り，切縁を超えた高さまでを目安とする

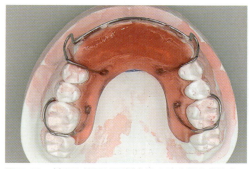
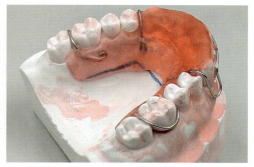

図 7-33　斜面の範囲は両側犬歯の遠心隅角部とし，斜面の後縁はスムーズな弧を描く．斜面部以外の床の厚みは 1.2〜1.5 mm のままとする

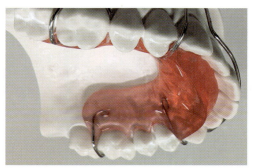

図 7-34　盛り上げたレジンの高さは，中切歯切縁よりやや高くなるようにする

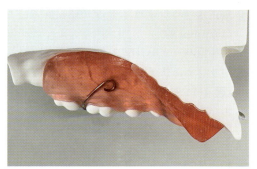

図 7-35　咬合斜面板の正中矢状断面図．斜面の傾斜角は，咬合平面に対して，45°以上，幅は 10 mm 以上とする

2）研　磨　ステップ 7

研磨した後，模型に装着し，適合を確認する（図 7-36）．

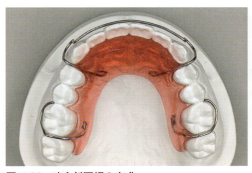
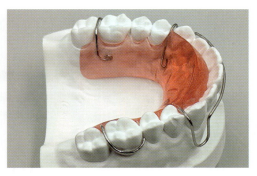

図 7-36　咬合斜面板の完成

3 Beggタイプリテーナー

　Hawleyタイプリテーナーの唇側線を後方まで延長し，最後方臼歯遠心に沿わせるように屈曲した全周ワイヤー（circumferential wire）をもつ保定装置である．ラップアラウンドリテーナー，サーカムフェレンシャルタイプリテーナーともいう．小臼歯抜去症例においては，唇側線を調整することにより保定中の空隙の発現を抑制できる利点をもつ．

1. 使用する器材・器具

① 石膏模型
② 鉛筆
③ 油性マジック（黒・赤）
④ 矯正用ラウンドワイヤー（0.8 mm 線または 0.9 mm 線）
⑤ 歯科用バーナー（図 3-4 参照）
⑥ パラフィンワックスとワックススパチュラ（図 4-11 参照）
⑦ エバンス（図 3-7 参照）
⑧ 即時重合レジン
⑨ カーバイドバー（図 4-12 参照）
⑩ ビッグシリコーンポイント（茶，白）
⑪ チャモイスホイールと歯科用金属研磨材（図 3-13 参照）
⑫ ダッペングラス
⑬ ワイヤーニッパー（図 3-8 参照）
⑭ Youngのプライヤー（図 2-5 参照）
⑮ 実習用白布（図 3-14 参照）
⑯ レジン分離材

2. 製作方法

1) 外形線の設定　ステップ 1

① 上顎両側第一小臼歯を抜去し動的矯正治療を行った装置撤去時におけるBeggタイプリテーナー製作のための上顎口腔模型を用意する（図 7-37）．

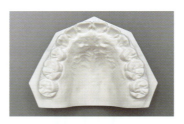

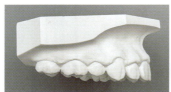
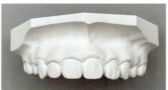
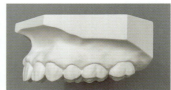

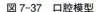

図 7-37　口腔模型

② 全周ワイヤーの外形線を，鉛筆で石膏模型に下書きし，その後，油性マジック（黒）で記入する．
- 切歯部では歯冠中央の高さに直線とする（図7-38）．

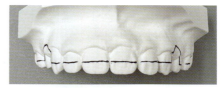

図7-38 切歯部の外形線の設定

- 犬歯の近心では切歯の外形線をまっすぐ延長する（図7-39）．
- 大歯の中央から第二小臼歯の中央にかけてループ（高さ5〜7mm，幅4〜6mm）の外形線を記入する（図7-39）．

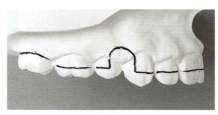

図7-39 犬歯部の外形線の設定

- ループの遠心は第二小臼歯と第一大臼歯の歯冠最大豊隆部に設定する（図7-40）．
- 第二大臼歯では頬側歯頸部から遠心歯頸部を通って，口蓋側に向かう（図7-40）．

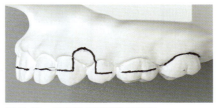

図7-40 臼歯部の外形線の設定

- 口蓋側では第一大臼歯舌側歯頸部より約5mm離し，歯頸部側へ屈曲する（図7-41）．
- 口蓋側ではレジン（液）でにじまないように鉛筆で記入する．

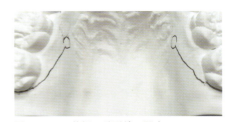

図7-41 口蓋側の外形線の設定

③ 油性マジック（赤）を用いて，レジン床の外形線を石膏模型に記入する（図7-42）．
- 切歯と犬歯の舌側歯間乳頭に沿わせる．
- 小臼歯と大臼歯は舌側歯頸部に沿わせる．
- 後方部はワイヤーの外形線の2〜3mm後方とする．
- レジン床の後縁は小臼歯と第一大臼歯の隣接面付近とする．

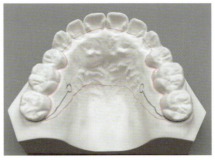

図7-42 レジン床の外形線の設定

2) 全周ワイヤーの屈曲 ステップ2

① 0.8 mm 線を使用する.
② Youngのプライヤー（図2-5参照）でワイヤーを把持し，前歯唇側面に接するように手指でなだらかで左右対称なカーブを屈曲する（図7-43）.

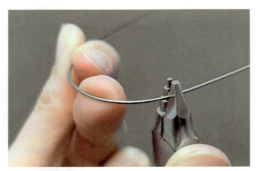
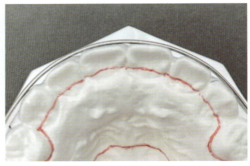

図7-43 前歯部の屈曲

③ Youngのプライヤーを用いて，ループを屈曲する.
・油性マジックでワイヤーにループの立ち上がりの位置に印をつける（図7-44）.

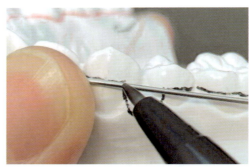

図7-44 立ち上がり位置に印をつける

・Youngのプライヤーの角のビークを用いて，ワイヤーに印をつけた位置で直角に屈曲する（図7-45）.

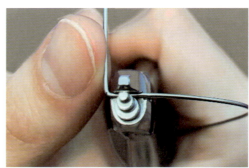

図7-45 Youngのプライヤーで立ち上がりを直角に屈曲する

・Youngのプライヤーの丸のビークを用いて，ループを屈曲する（図7-46）．

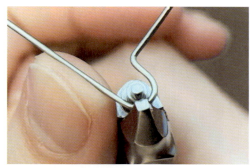

図7-46　ループの屈曲

・Youngのプライヤーの角のビークを用いて，ループの前方部と後方部の主線が同じ高さになるように，後方部主線を直角に屈曲する（図7-47）．
・ループは軟組織に接触しないように屈曲する．

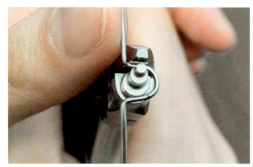

図7-47　後方部の立ち上がりの屈曲

④ ループから遠心は第二小臼歯と第一大臼歯に接するように屈曲する（図7-48）．
・第二大臼歯部では歯頸部にワイヤーを沿わせる（図7-48）．

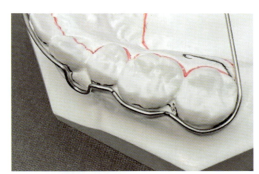

図7-48　臼歯部の屈曲

⑤ 口蓋側ではワイヤーを口蓋粘膜に接して屈曲する（図7-49）．
⑥ ワイヤーニッパーを用いて，ワイヤーを切断し，先端を屈曲する（図7-50）．

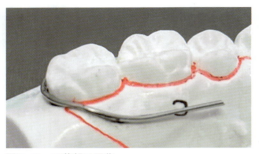

図7-49　口蓋部の屈曲

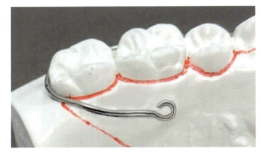

図7-50　ワイヤーの切断と先端の屈曲

⑦ 全周ワイヤーが模型上に適合することを確認する（図7-51）．

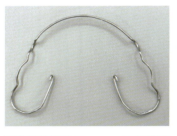
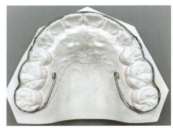

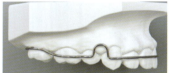
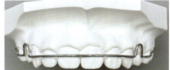
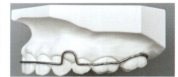

図7-51　屈曲した全周ワイヤー

3）レジン床の形成　ステップ3

① 全周ワイヤーの固定
・模型の口蓋面と咬合面に少量のレジン分離材を塗布し，手指や筆などで均等に伸ばす（図7-52）．

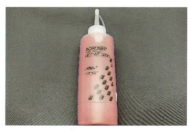
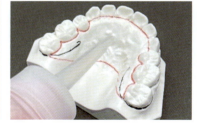
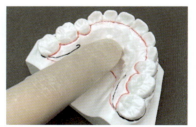

図7-52　レジン分離材の塗布

- レジン分離材を自然乾燥させる．
- 歯科用バーナーとワックススパチュラを用いて，軟化したパラフィンワックスで模型の前方部1か所と後方部2か所に全周ワイヤーを固定する（図7-53）．

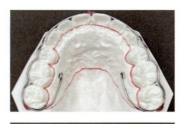
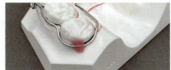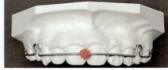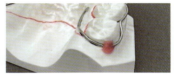

図7-53　全周ワイヤーの固定

動画7-1　② レジン床の製作（☞p.107, 152参照）
- 即時重合レジン（図7-24）を用いて，レジン床を製作する．
- 口蓋側歯面と口蓋にレジン液を数滴程度滴下し，粉末のレジンを少量ふりかける．
- これを各歯の歯頸線から口蓋中央方向に向かって，ワイヤーと口蓋が完全に覆われるまで数回繰り返す．
- レジン床の厚さが均一になるよう調整する．
- エバンスを用いて，余分なレジンを除去する．
- レジン床の重合を待ち，レジン操作を完了する（図7-54）．

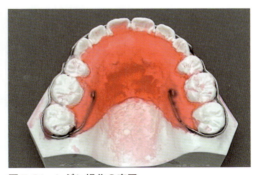

図7-54　レジン操作の完了

4）余剰レジンの除去 ステップ4

① レジンの重合が完了したら，エバンスを用いてワイヤーを固定したワックスを除去し，注意深く模型からBeggタイプリテーナーを外す．
② 油性マジック（黒）でBeggタイプリテーナー上にレジン床の外形線を記入する（図7-55）．

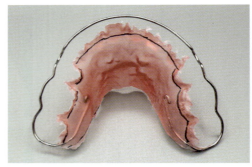

図7-55 外形線の記入

③ カーバイドバーを用いて，外形線に沿って，余剰なレジンを除去する（図7-56）．

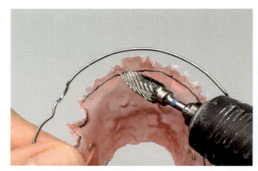

図7-56 余剰レジンの除去

④ カーバイドバーを用いて，Beggタイプリテーナーのレジン床の厚さがなるべく均一になるよう調整する（図7-57）．

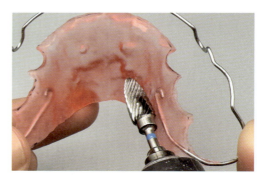

図7-57 レジンの厚さの調整

5) 研 磨 ステップ5

① ビッグシリコーンポイント（茶：中仕上げ，白：研磨仕上げ）を用いて，レジン床を1.5 mmの均等な厚みに研磨する（図7-58）.

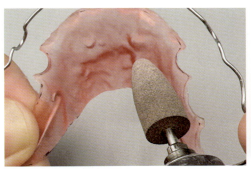
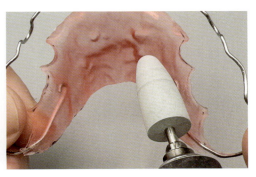

図7-58　レジンの研磨

② レジン用研磨材とチャモイスホイールを用いて低速で仕上げ研磨する（図7-59）.

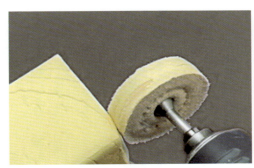
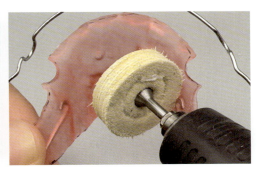

図7-59　レジンの仕上げ研磨

6) 提 出

研磨が終わったBeggタイプリテーナーを模型に装着し，模型の基底面に番号と氏名を記入して提出する（図7-60）.

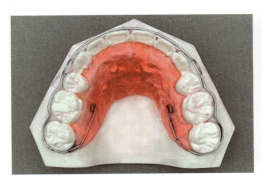
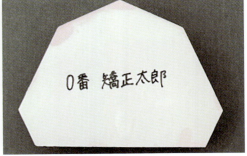

図7-60　完成したBeggタイプリテーナー

参考として口腔内に装着した状態を示す（図7-61）．

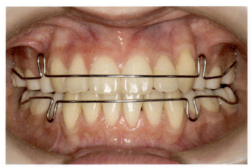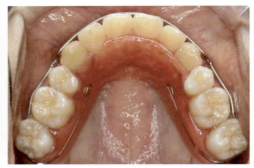

図7-61　口腔内に装着したBeggタイプリテーナー

参考文献

1. 飯田順一郎ほか編：歯科矯正学. 第 6 版. 医歯薬出版, 東京, 2019.

2. 飯塚哲夫, 石川富士郎：頭部エックス線規格写真による症例分析法の基準値について—日本人成人男女正常咬合群—. 日矯歯誌, **16**：4〜12, 1957.

3. 榎　惠監修：ベッグ法—その基本術式と臨床—. 第 1 版. 医歯薬出版, 東京, 1980.

4. 後藤滋巳ほか編：歯科矯正学. 第 7 版. 医歯薬出版, 東京, 2024.

5. 後藤滋巳ほか編：チェアサイド・ラボサイドの矯正装置ビジュアルガイド. 第 2 版. 医歯薬出版, 東京, 2004.

6. 全国歯科衛生士教育協議会監修, 新井一仁ほか編：歯科衛生学シリーズ 歯科矯正学. 第 2 版. 医歯薬出版, 東京, 2024.

7. 全国歯科技工士教育協議会編：最新歯科技工士教本 矯正歯科技工学. 第 2 版. 医歯薬出版, 東京, 2024.

8. 高橋新次郎：新編機能的顎矯正法. 医歯薬出版, 東京, 1961.

9. 中島榮一郎：必ず上達ワイヤーベンディング. 第 1 版. クインテッセンス出版, 東京, 2009.

10. Andresen V：The Norwegian system of functional gnatho-orthopedics. *Acta Gnathol*, **1**：5〜36, 1936.

11. Angle EH：Classification of malocclusion. *Dent Cosmos*, **41**：248〜264, 350〜357, 1899.

12. Angle EH：Treatment of malocclusion of the teeth. The S. S. White Dental Manufacturing Co., Philadelphia, 1907.

13. Begg PR, Kesling PC：Begg Orthodontic Theory and Technique. 3rd ed. W. B. Saunders Co., Philadelphia, 1977.

14. Downs WB：Variations in facial relationships；their significance in treatment and prognosis. *Am J Orthod*, **34**：812〜840, 1948.

15. Hawley CA：A removable retainer. *In J Orthod Oral Surg*, **5**：291〜305, 1919.

16. Hellman M：Variation of occlusion. *Dent Cosmos*, **63**：608〜619, 1921.

17. Kingsley NW：A treatise on oral deformities as a branch of mechanical surgery. H. K. Lewis, London, 1880.

18. Lundström AF：Malocclusion of the teeth regarded as a problem in connection with the apical base. *Int Orthod Oral Surg Radiogr*, **11**：591〜602, 1925.

19. Proffit WR 著, 高田健治訳：新版 プロフィットの現代歯科矯正学. クインテッセンス出版, 東京, 2004.

20. Mershon JV：The removable lingual arch appliance. *Intl J Orthod Oral Surg Radiogr*, **12**：1002〜1026, 1926.

21. Riedel RA：The relation of maxillary structures to cranium in malocclusion and in normal occlusion. *Angle Orthod*, **22**：142〜145, 1952.

22. Tweed HC：Clinical Orthodontics. C.V. Mosby, St. Louis, 1966.

新井一仁 <ruby>新<rt>あら</rt></ruby><ruby>井<rt>い</rt></ruby><ruby>一<rt>かず</rt></ruby><ruby>仁<rt>ひと</rt></ruby>
1987年　日本歯科大学歯学部卒業
1993年　日本歯科大学大学院歯学研究科修了
2009年　日本歯科大学生命歯学部歯科矯正学講座教授，現在に至る

飯島重樹 <ruby>飯<rt>いい</rt></ruby><ruby>島<rt>じま</rt></ruby><ruby>重<rt>しげ</rt></ruby><ruby>樹<rt>き</rt></ruby>
1988年　日本歯科大学新潟歯学部卒業
2024年　日本歯科大学新潟生命歯学部歯科矯正学講座特任教授，現在に至る

玉置幸雄 <ruby>玉<rt>たま</rt></ruby><ruby>置<rt>おき</rt></ruby><ruby>幸<rt>さち</rt></ruby><ruby>雄<rt>お</rt></ruby>
1997年　福岡歯科大学歯学部卒業
2002年　福岡歯科大学大学院歯学研究科修了
2017年　福岡歯科大学成長発達歯学講座矯正歯科学分野教授，現在に至る

友成博 <ruby>友<rt>とも</rt></ruby><ruby>成<rt>なり</rt></ruby><ruby>博<rt>ひろし</rt></ruby>
2000年　鹿児島大学歯学部卒業
2014年　鹿児島大学大学院医歯学総合研究科修了
2018年　鶴見大学歯学部歯科矯正学講座教授，現在に至る

山口徹太郎 <ruby>山<rt>やま</rt></ruby><ruby>口<rt>ぐち</rt></ruby><ruby>徹<rt>てつ</rt></ruby><ruby>太<rt>た</rt></ruby><ruby>郎<rt>ろう</rt></ruby>
1995年　昭和大学歯学部卒業
2000年　昭和大学大学院歯学研究科修了
2019年　神奈川歯科大学歯学部歯科矯正学講座教授，現在に至る

歯科矯正学実習 Web 動画付（別冊付）　　ISBN978-4-263-45692-7

2025年3月25日　第1版第1刷発行

編　集　新　井　一　仁
　　　　飯　島　重　樹
　　　　玉　置　幸　雄
　　　　友　成　　　博
　　　　山　口　徹太郎
発行者　白　石　泰　夫

発行所　医歯薬出版株式会社

〒113-8612　東京都文京区本駒込 1-7-10
TEL. (03)5395-7638(編集)・7630(販売)
FAX. (03)5395-7639(編集)・7633(販売)
https://www.ishiyaku.co.jp/
郵便振替番号　00190-5-13816

乱丁，落丁の際はお取り替えいたします　　印刷・教文堂／製本・愛千製本所
© Ishiyaku Publishers, Inc., 2025. Printed in Japan

本書の複製権・翻訳権・翻案権・上映権・譲渡権・貸与権・公衆送信権（送信可能化権を含む）・口述権は，医歯薬出版㈱が保有します．
本書を無断で複製する行為（コピー，スキャン，デジタルデータ化など）は，「私的使用のための複製」などの著作権法上の限られた例外を除き禁じられています．また私的使用に該当する場合であっても，請負業者等の第三者に依頼し上記の行為を行うことは違法となります．

JCOPY ＜出版者著作権管理機構 委託出版物＞
本書をコピーやスキャン等により複製される場合は，そのつど事前に出版者著作権管理機構（電話 03-5244-5088，FAX 03-5244-5089，e-mail：info@jcopy.or.jp）の許諾を得てください．

歯科矯正学実習
別冊

番号 _____ 氏名 _____

目　次

Ⅰ　診断　　症例 1 ……………………………………… 1

　　　　　　症例 2 ……………………………………… 17

Ⅱ　ワイヤーベンディング（線屈曲）……………… 33

Ⅲ　自在ろう着…………………………………………… 37

Ⅳ　舌側弧線装置………………………………………… 41

Ⅴ　アクチバトール……………………………………… 42

Ⅵ　マルチブラケット装置……………………………… 43

Ⅶ-1　Hawley タイプリテーナー，咬合斜面板……………… 46

Ⅶ-2　Begg タイプリテーナー……………………………… 47

I 診断（症例1）検印表

		日 付	検 印
ステップ 1	顔面写真の評価		
ステップ 2	口腔内写真，口腔模型およびパノラマエックス線画像の評価		
ステップ 3	口腔模型の分析① 前歯部被蓋関係，歯冠近遠心幅径，歯列弓，歯槽基底弓の計測		
ステップ 4	口腔模型の分析② アーチレングスディスクレパンシーとトゥースサイズレイシオの計算		
ステップ 5	側面頭部エックス線規格写真の分析① 計測点の設定		
ステップ 6	側面頭部エックス線規格写真の分析② 計測平面の設定		
ステップ 7, 8	側面頭部エックス線規格写真の分析③ 角度と距離の計測（主な計測項目）		
ステップ 9	側面頭部エックス線規格写真の分析④ ポリゴン表の作成		
ステップ 10	Tweedの分析，抜歯・非抜歯の判定		
ステップ 11	問題リストと解決策の作成		

初診時年齢　：20歳1か月
主　訴　　　：上下口唇の突出感，下の前歯が内側に入っている．
現病歴　　　：中学生のころから下の前歯の位置が気になっていた．
既往歴　　　：特記事項なし．

【顔面写真】

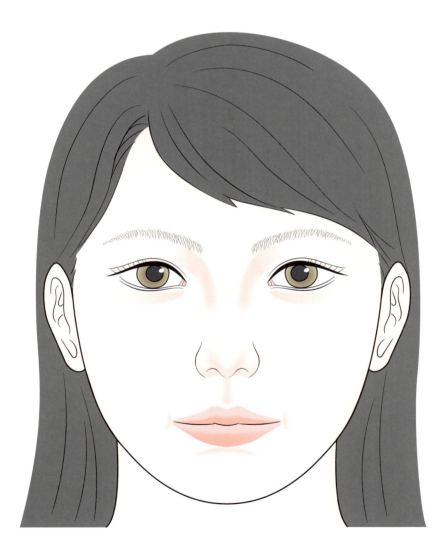

正面（実物の1/2倍）

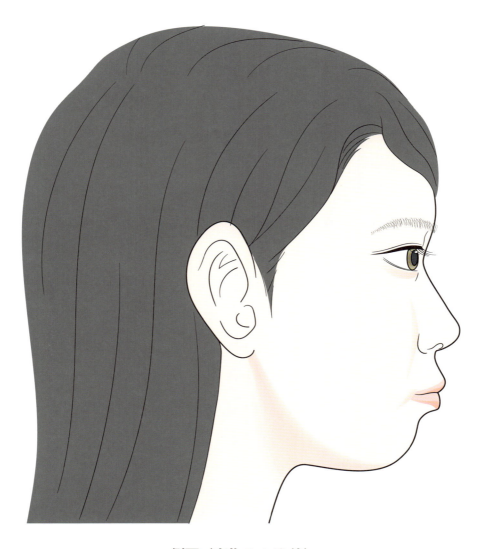

側面（実物の 1/2 倍）

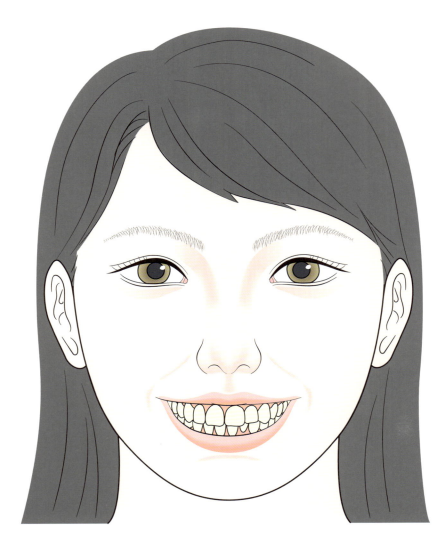

スマイル時（実物の1/2倍）

【口腔内写真】

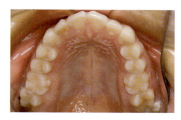
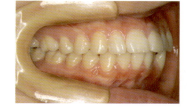
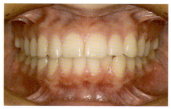
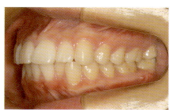
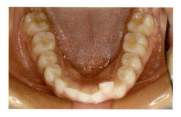

【パノラマエックス線画像】

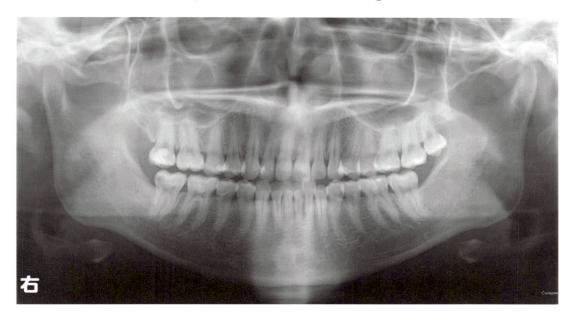

ステップ1　顔面写真の評価

※顔面写真のイラストは実物の 1/2 であるため，距離計測値は 2 倍して記載すること.

・正面写真

正中線に対して

鼻尖　　　　：　一致　・　右偏＿＿＿＿mm　・　左偏＿＿＿＿mm

オトガイ　　：　一致　・　右偏＿＿＿＿mm　・　左偏＿＿＿＿mm

上顎歯列正中：　一致　・　右偏＿＿＿＿mm　・　左偏＿＿＿＿mm

下顎歯列正中：　一致　・　右偏＿＿＿＿mm　・　左偏＿＿＿＿mm

対称性　　　：　対称　・　非対称＿＿＿＿＿＿＿＿＿＿＿＿＿＿＿＿

・側面写真

側貌型の分類

　□ 凸顔型 convex facial type（コンベックスタイプ）

　□ 直線型 straight facial type（ストレートタイプ）

　□ 凹顔型 concave facial type（コンケイブタイプ）

E-line　　上唇：＋・－ ＿＿＿＿＿mm

　　　　　下唇：＋・－ ＿＿＿＿＿mm

鼻唇角　　　　　　　＿＿＿＿＿°　：　標準　・　大きい　・　小さい

オトガイ唇溝の深さ　＿＿＿＿＿mm：　標準　・　深い　・　浅い

口唇閉鎖不全*　　　　　：　（なし）・　あり

オトガイ部周囲の筋緊張*：　（なし）・　あり

口唇の形態　　　　　　：　上唇＿＿＿＿＿＿＿＿　下唇＿＿＿＿＿＿＿＿

*イラストのみでは評価は困難

| ステップ2 | 口腔内写真と口腔模型およびパノラマエックス線画像の評価 |

・Angle の分類　　　　　　：右側　　　　　級　　左側　　　　　級
・萌出歯：

・歯の位置異常

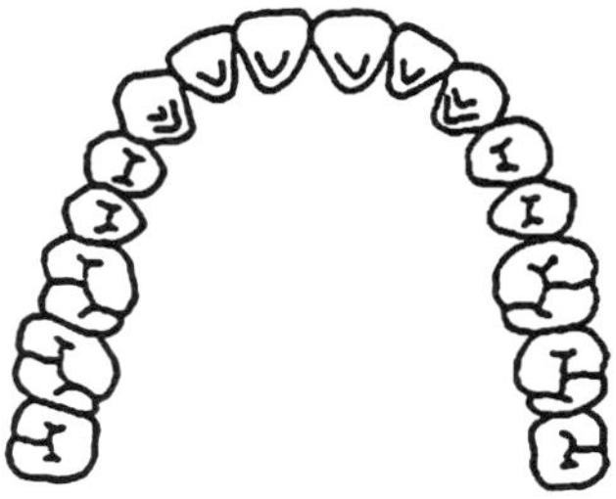

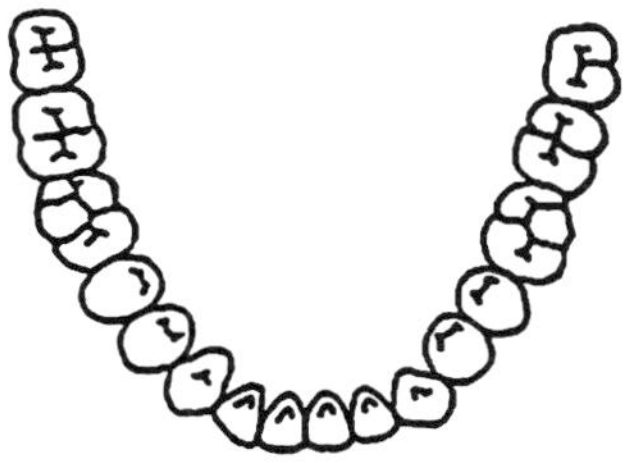

・歯列弓形態
上顎：　U字型歯列弓　・　狭窄歯列弓　・　V字型歯列弓　・　鞍状歯列弓
下顎：　U字型歯列弓　・　狭窄歯列弓　・　V字型歯列弓　・　鞍状歯列弓
・口腔習癖*：　なし　・　あり　　　　　　　　　*イラストのみでは評価は困難
　（　　　　　　　　　　　　　　　　　　　　）
その他（歯周組織，舌の状態）：

【パノラマエックス線画像の評価】

ステップ3　口腔模型の分析①

前歯部被蓋関係，歯冠近遠心幅径，歯列弓，歯槽基底弓の計測（小数点第1位まで）

前歯部の被蓋関係の計測

オーバージェット　：右側＿＿＿＿＿mm　　左側＿＿＿＿＿mm

オーバーバイト　　：右側＿＿＿＿＿mm　　左側＿＿＿＿＿mm

歯冠近遠心幅径の計測

上顎	平均値	標準偏差	右側	左側	
中切歯	8.24	0.41			
側切歯	6.64	0.60			
犬　歯	7.65	0.39			
第一小臼歯	7.08	0.36			
第二小臼歯	6.57	0.44			
第一大臼歯	10.39	0.51			(mm)

下顎	平均値	標準偏差	右側	左側	
中切歯	5.19	0.36			
側切歯	5.81	0.39			
犬　歯	6.58	0.38			
第一小臼歯	6.94	0.34			
第二小臼歯	6.82	0.45			
第一大臼歯	10.69	0.60			(mm)

歯列弓と歯槽基底弓の計測

上顎	平均値	標準偏差	計測値	
歯列弓幅径	41.76	3.19		
歯列弓長径	34.65	2.43		
歯槽基底弓幅径	44.18	3.11		
歯槽基底弓長径	30.11	2.75		(mm)

下顎	平均値	標準偏差	計測値	
歯列弓幅径	33.97	2.56		
歯列弓長径	31.28	2.38		
歯槽基底弓幅径	39.95	4.19		
歯槽基底弓長径	28.01	2.44		(mm)

ステップ4　口腔模型の分析②
アーチレングスディスクレパンシーとトゥースサイズレイシオの計算

・アーチレングスディスクレパンシーの計測
【下顎】

アベイラブルアーチレングス　　　リクワイアードアーチレングス　　アーチレングスディスクレパンシー（ALD）
（　　　　　mm）　－　（　　　　　mm）　＝　（　　　　　mm）

※ALDが（＋）であれば歯列に空隙があることを示し，（－）であれば叢生であることを示す．

・トゥースサイズレイシオの計算
アンテリアレイシオ　　　　　　　　　　日本人標準値：78.09±2.19%

$$= \frac{下顎6前歯の歯冠近遠心幅径の総和（\quad mm）}{上顎6前歯の歯冠近遠心幅径の総和（\quad mm）} \times 100（\%）= \boxed{\quad} \%$$

オーバーオールレイシオ　　　　　　　　日本人標準値：91.37±2.10%

$$= \frac{下顎12歯の歯冠近遠心幅径の総和（\quad mm）}{上顎12歯の歯冠近遠心幅径の総和（\quad mm）} \times 100（\%）= \boxed{\quad} \%$$

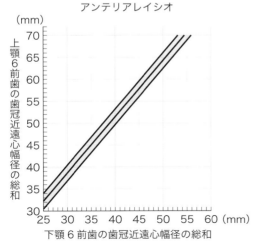
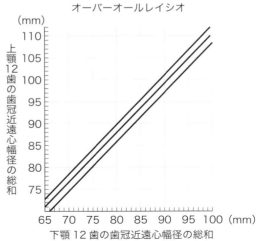

ステップ5　側面頭部エックス線規格写真の分析①
計測点の設定

① ナジオン nasion (N)
② セラ sella (S)
③ オルビターレ orbitale (Or)
④ ポリオン porion (Po)
⑤ 前鼻棘 anterior nasal spine (ANS)
⑥ 後鼻棘 posterior nasal spine (PNS)
⑦ A点 point A (A)
⑧ B点 point B (B)
⑨ ポゴニオン pogonion (Pog)
⑩ 翼口蓋裂（翼上顎裂）
　 pterygomaxillary fissure (Ptm)
⑪ グナチオン gnathion (Gn)
⑫ メントン menton (Me)
⑬ ゴニオン gonion (Go)
⑭ バジオン basion (Ba)
⑮ アーティキュラーレ articulare (Ar)
⑯ Mo
⑰ Is
⑱ Ii

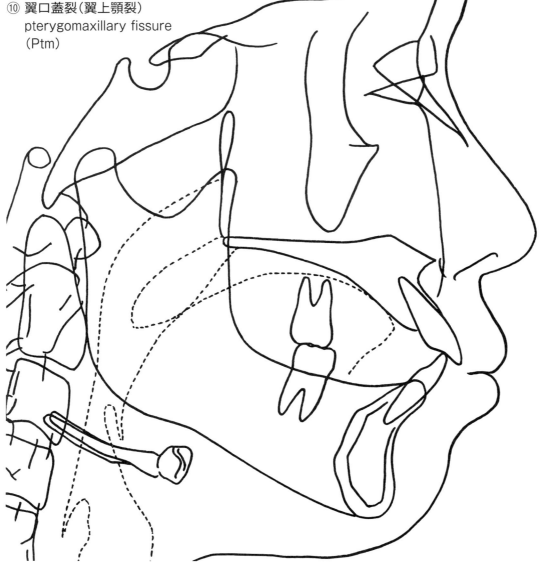

ステップ6　側面頭部エックス線規格写真の分析②
計測平面の設定

① SN平面 SN plane
② フランクフルト（FH）平面 Frankfort horizontal plane
③ Y軸 Y axis
④ 顔面平面 facial plane
⑤ 口蓋平面 palatal plane
⑥ 咬合平面 occlusal plane
⑦ 下顎下縁平面 mandibular plane
⑧ 下顎枝後縁平面 ramus plane

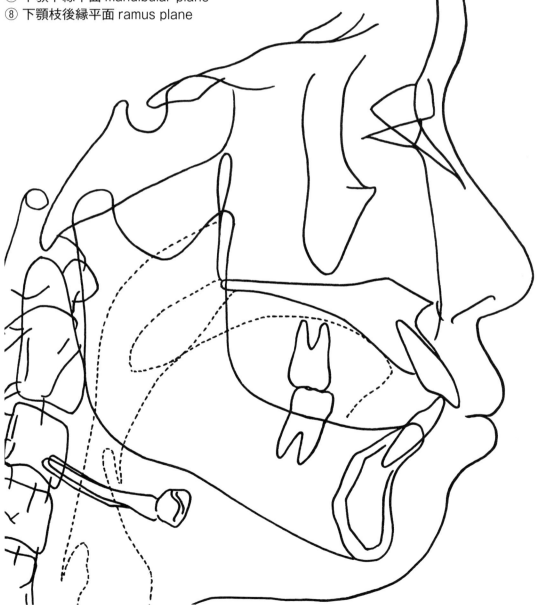

ステップ7　側面頭部エックス線規格写真の分析③
角度と距離の計測（主な計測項目）

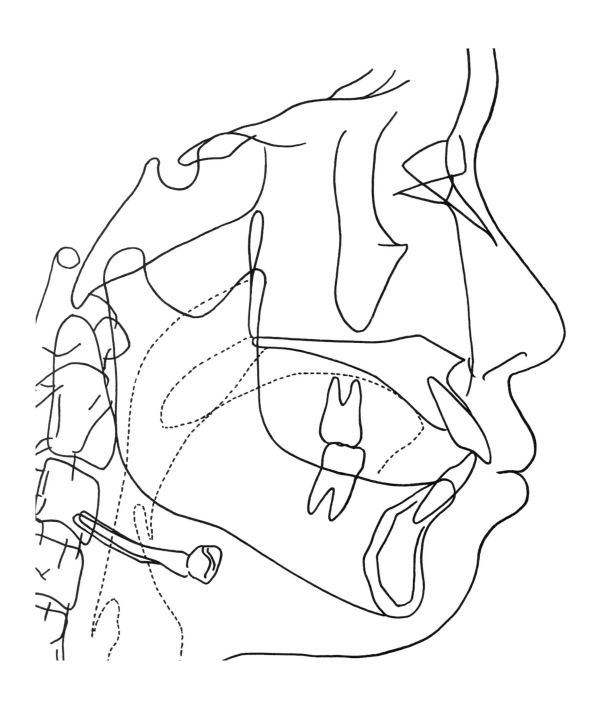

| ステップ8 | 側面頭部エックス線規格写真の分析③ |

角度と距離の計測（主な計測項目）（小数点第 1 位まで）

計測項目	計測値
Downs 法	
① 顔面角（°）	
② 上顎突出度（°）	
③ A-B 平面角（°）	
④ フランクフルト平面に対する下顎下縁平面角（°）	
⑤ Y 軸角（°）	
⑥ 咬合平面傾斜角（°）	
⑦ 上下顎中切歯歯軸傾斜角（°）	
⑧ 下顎下縁平面に対する下顎中切歯歯軸傾斜角（°）	
⑨ 咬合平面に対する下顎中切歯歯軸傾斜角（°）	
⑩ 上顎中切歯突出度（mm）	
Northwestern 法	
⑪ SNA 角（°）	
⑫ SNB 角（°）	
⑬ ANB 角（°）	
⑭ SN 平面に対する下顎下縁平面角（°）	
⑮ SN 平面に対する上顎中切歯歯軸傾斜角（°）	
⑯ 顔面平面に対する上顎中切歯切縁の位置関係（mm）	
Tweed 法	
⑰ FMIA（°）	
その他の計測項目	
⑱ FH-SN 平面角（°）	
⑲ フランクフルト平面に対する下顎枝後縁平面角（°）	
⑳ N-S-Ba（頭蓋底角）（°）	
㉑ SNP 角（°）	
㉒ 下顎角（°）	
㉓ フランクフルト平面に対する上顎中切歯歯軸傾斜角（°）	
㉔ SN 平面に対する下顎枝後縁平面角（°）	

ステップ9　側面頭部エックス線規格写真の分析④
ポリゴン表の作成

	平均値	標準偏差	計測値
顔面角（°）	84.8	3.1	___
上顎突出度（°）	7.6	5.0	___
FH平面に対する下顎下縁平面角（°）	28.8	5.2	___
下顎角（°）	122.2	4.6	___
SN平面に対する下顎枝後縁平面角（°）	89.0	5.2	___
SNP角（°）	78.7	2.9	___
SNA角（°）	82.3	3.5	___
SNB角（°）	78.9	3.5	___
ANB角（°）	3.4	1.8	___
上下顎中切歯歯軸傾斜角（°）	124.1	7.6	___
FH平面に対する上顎中切歯歯軸傾斜角（°）	111.1	5.5	___
下顎下縁平面に対する下顎中切歯歯軸傾斜角（°）	96.3	5.8	___
FMIA（°）	58.0	6.0	___

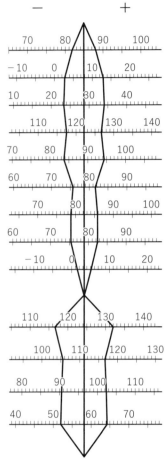

ステップ 10　Tweed の分析，抜歯・非抜歯の判定

ヘッドプレートコレクション

① 患者の FMIA から理想値を減算する.

$\boxed{}$°（患者の FMIA）－57°（理想値）＝$\boxed{}$°

② 2.5°を 1.0 mm と換算するため，①の結果を 2.5 で除算する.

$\boxed{}$ ÷ 2.5＝$\boxed{}$mm

③ 両側中切歯を考慮して②の結果を 2 倍する.

$\boxed{}$mm×2＝$\boxed{}$mm

アーチレングスディスクレパンシー		ヘッドプレートコレクション		トータルディスクレパンシー
$\boxed{}$mm	＋	$\boxed{}$mm	＝	$\boxed{}$mm

（ ステップ 4 で算出した値を記入）

抜歯・非抜歯の判定（－4 mm より小さい値で抜歯）：　　抜　歯　・　非　抜　歯

ステップ11　問題リストと解決策の作成

〔問題リスト〕　　　　　　　　　　　　　　〔解決策〕

顔貌：

_____ → _____

骨格性要因：

_____ → _____

歯性要因：

　　アーチレングスディスクレパンシー：_____mm
　　ヘッドプレートコレクション　　　：_____mm
　　トータルディスクレパンシー　　　：_____mm

_____ → _____

機能性要因

_____ → _____

その他

_____ → _____

I 診断（症例2）検印表

		日 付	検 印
ステップ 1	顔面写真の評価		
ステップ 2	口腔内写真，口腔模型およびパノラマエックス線画像の評価		
ステップ 3	口腔模型の分析① 　前歯部被蓋関係，歯冠近遠心幅径， 　歯列弓，歯槽基底弓の計測		
ステップ 4	口腔模型の分析② 　アーチレングスディスクレパンシーと 　トゥースサイズレイシオの計算		
ステップ 5	側面頭部エックス線規格写真の分析① 　計測点の設定		
ステップ 6	側面頭部エックス線規格写真の分析② 　計測平面の設定		
ステップ 7, 8	側面頭部エックス線規格写真の分析③ 　角度と距離の計測（主な計測項目）		
ステップ 9	側面頭部エックス線規格写真の分析④ 　ポリゴン表の作成		
ステップ 10	Tweed の分析，抜歯・非抜歯の判定		
ステップ 11	問題リストと解決策の作成		

初診時年齢 ：16 歳 1 か月
主　訴 ：上下前歯のガタガタが気になる．上の前歯が出ている．
現病歴 ：小学生の時から歯並びが気になっていた．高校進学を機に矯正歯科治療を希望して受診する．
既往歴 ：特記事項なし．

【顔面写真】

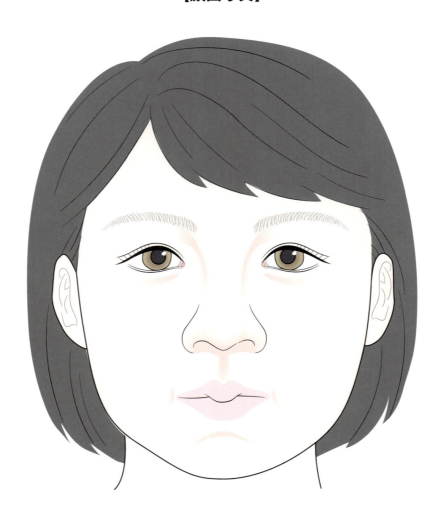

正面（実物の 1/2 倍）

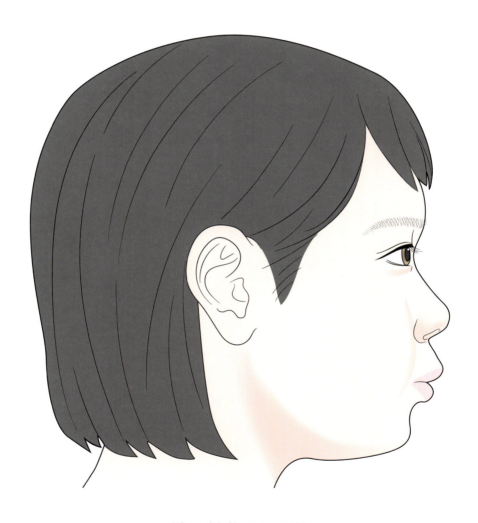

側面（実物の 1/2 倍）

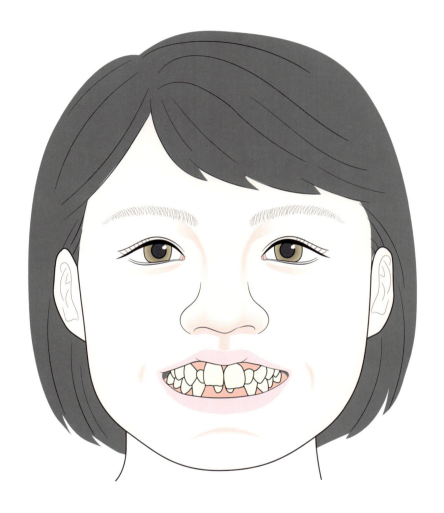

スマイル時(実物の 1/2 倍)

【口腔内写真】

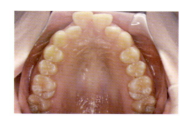
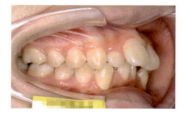
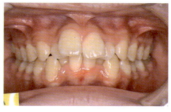
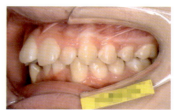
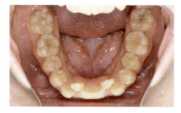

【パノラマエックス線画像】

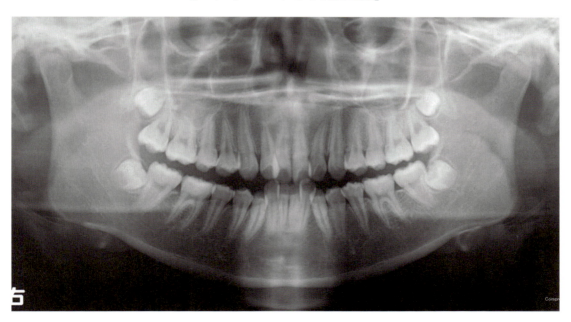

ステップ1　顔面写真の評価

※顔面写真のイラストは実物の1/2であるため，距離計測値は2倍して記載すること.

・正面写真

正中線に対して

鼻尖	：	一致 ・	右偏＿＿＿mm ・	左偏＿＿＿mm
オトガイ	：	一致 ・	右偏＿＿＿mm ・	左偏＿＿＿mm
上顎歯列正中	：	一致 ・	右偏＿＿＿mm ・	左偏＿＿＿mm
下顎歯列正中	：	一致 ・	右偏＿＿＿mm ・	左偏＿＿＿mm
対称性	：	対称 ・	非対称＿＿＿＿＿＿＿＿＿＿＿＿＿＿＿＿	

・側面写真

側貌型の分類

　　□ 凸顔型 convex facial type（コンベックスタイプ）

　　□ 直線型 straight facial type（ストレートタイプ）

　　□ 凹顔型 concave facial type（コンケイブタイプ）

E-line　上唇：＋・－ ＿＿＿＿mm
　　　　下唇：＋・－ ＿＿＿＿mm

鼻唇角 　　　＿＿＿° ： 標準 ・ 大きい ・ 小さい

オトガイ唇溝の深さ ＿＿＿mm： 標準 ・ 深い ・ 浅い

口唇閉鎖不全* 　　　： なし ・ あり

オトガイ部周囲の筋緊張*： なし ・ あり

口唇の形態 　　　： 上唇＿＿＿＿＿＿　　　下唇＿＿＿＿＿＿

*イラストのみでは評価は困難

ステップ2　口腔内写真と口腔模型およびパノラマエックス線画像の評価

- **Angle の分類**　　　：右側　　　級　　左側　　　級
- **萌出歯**：

- **歯の位置異常**

- **歯列弓形態**

上顎：　Ｕ字型歯列弓　・　狭窄歯列弓　・　Ｖ字型歯列弓　・　鞍状歯列弓

下顎：　Ｕ字型歯列弓　・　狭窄歯列弓　・　Ｖ字型歯列弓　・　鞍状歯列弓

- **口腔習癖**＊：　　なし　・　（あり）　　　　　　　　　＊イラストのみでは評価は困難

　（下唇の咬唇癖　　　　　　　　　　　　　　）

その他（歯周組織，舌の状態）：

_____

_____

_____

【パノラマエックス線画像の評価】

_____

_____

_____

ステップ3　口腔模型の分析①

前歯部被蓋関係，歯冠近遠心幅径，歯列弓，歯槽基底弓の計測（小数点第1位まで）

前歯部の被蓋関係の計測

オーバージェット　：右側＿＿＿＿＿mm　　左側＿＿＿＿＿mm

オーバーバイト　　：右側＿＿＿＿＿mm　　左側＿＿＿＿＿mm

歯冠近遠心幅径の計測

上顎	平均値	標準偏差	右側	左側	
中切歯	8.24	0.41			
側切歯	6.64	0.60			
犬　歯	7.65	0.39			
第一小臼歯	7.08	0.36			
第二小臼歯	6.57	0.44			
第一大臼歯	10.39	0.51			(mm)

下顎	平均値	標準偏差	右側	左側	
中切歯	5.19	0.36			
側切歯	5.81	0.39			
犬　歯	6.58	0.38			
第一小臼歯	6.94	0.34			
第二小臼歯	6.82	0.45			
第一大臼歯	10.69	0.60			(mm)

歯列弓と歯槽基底弓の計測

上顎	平均値	標準偏差	計測値	
歯列弓幅径	41.76	3.19		
歯列弓長径	34.65	2.43		
歯槽基底弓幅径	44.18	3.11		
歯槽基底弓長径	30.11	2.75		(mm)

下顎	平均値	標準偏差	計測値	
歯列弓幅径	33.97	2.56		
歯列弓長径	31.28	2.38		
歯槽基底弓幅径	39.95	4.19		
歯槽基底弓長径	28.01	2.44		(mm)

ステップ4　口腔模型の分析②
アーチレングスディスクレパンシーとトゥースサイズレイシオの計算

・**アーチレングスディスクレパンシーの計測**
【下顎】

アベイラブルアーチレングス　　　リクワイアードアーチレングス　　アーチレングスディスクレパンシー（ALD）
（　　　　　mm）　−　（　　　　　mm）　＝　（　　　　　mm）

※ALDが（＋）であれば歯列に空隙があることを示し，（−）であれば叢生であることを示す．

・**トゥースサイズレイシオの計算**
　アンテリアレイシオ　　　　　　　　　　　日本人標準値：78.09±2.19%

$$= \frac{\text{下顎6前歯の歯冠近遠心幅径の総和（　　　mm）}}{\text{上顎6前歯の歯冠近遠心幅径の総和（　　　mm）}} \times 100（\%）= \boxed{\qquad} \%$$

　オーバーオールレイシオ　　　　　　　　　日本人標準値：91.37±2.10%

$$= \frac{\text{下顎12歯の歯冠近遠心幅径の総和（　　　mm）}}{\text{上顎12歯の歯冠近遠心幅径の総和（　　　mm）}} \times 100（\%）= \boxed{\qquad} \%$$

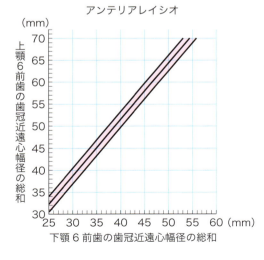
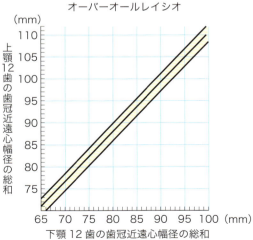

ステップ5　側面頭部エックス線規格写真の分析①
計測点の設定

① ナジオン nasion (N)
② セラ sella (S)
③ オルビターレ orbitale (Or)
④ ポリオン porion (Po)
⑤ 前鼻棘 anterior nasal spine (ANS)
⑥ 後鼻棘 posterior nasal spine (PNS)
⑦ A点 point A (A)
⑧ B点 point B (B)
⑨ ポゴニオン pogonion (Pog)
⑩ 翼口蓋裂（翼上顎裂）
　 pterygomaxillary fissure (Ptm)
⑪ グナチオン gnathion (Gn)
⑫ メントン menton (Me)
⑬ ゴニオン gonion (Go)
⑭ バジオン basion (Ba)
⑮ アーティキュラーレ articulare (Ar)
⑯ Mo
⑰ Is
⑱ Ii

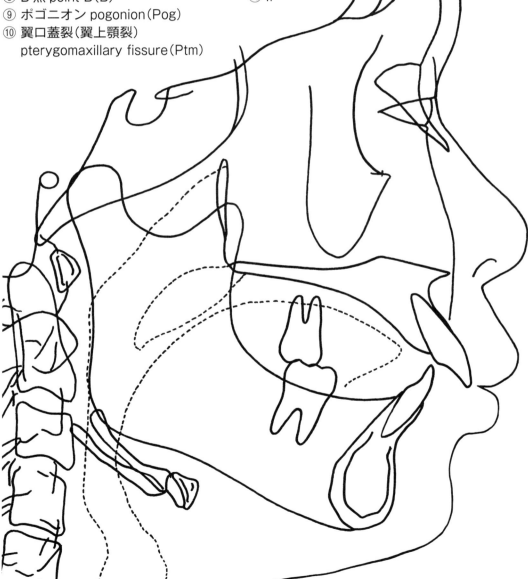

ステップ6　側面頭部エックス線規格写真の分析②
計測平面の設定

① SN 平面 SN plane
② フランクフルト（FH）平面 Frankfort horizontal plane
③ Y 軸 Y axis
④ 顔面平面 facial plane
⑤ 口蓋平面 palatal plane
⑥ 咬合平面 occlusal plane
⑦ 下顎下縁平面 mandibular plane
⑧ 下顎枝後縁平面 ramus plane

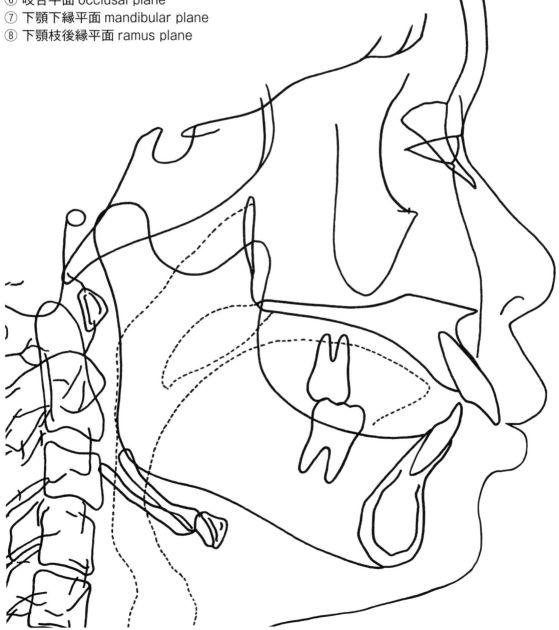

ステップ7　側面頭部エックス線規格写真の分析③
角度と距離の計測（主な計測項目）

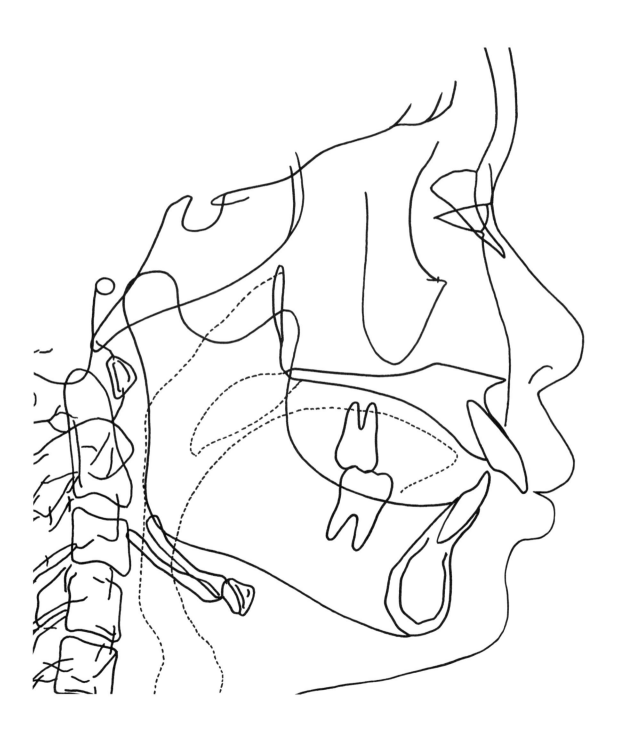

ステップ8 側面頭部エックス線規格写真の分析③
角度と距離の計測（主な計測項目）（小数点第1位まで）

計測項目	計測値
Downs 法	
① 顔面角（°）	
② 上顎突出度（°）	
③ A–B 平面角（°）	
④ フランクフルト平面に対する下顎下縁平面角（°）	
⑤ Y 軸角（°）	
⑥ 咬合平面傾斜角（°）	
⑦ 上下顎中切歯歯軸傾斜角（°）	
⑧ 下顎下縁平面に対する下顎中切歯歯軸傾斜角（°）	
⑨ 咬合平面に対する下顎中切歯歯軸傾斜角（°）	
⑩ 上顎中切歯突出度（mm）	
Northwestern 法	
⑪ SNA 角（°）	
⑫ SNB 角（°）	
⑬ ANB 角（°）	
⑭ SN 平面に対する下顎下縁平面角（°）	
⑮ SN 平面に対する上顎中切歯歯軸傾斜角（°）	
⑯ 顔面平面に対する上顎中切歯切縁の位置関係（mm）	
Tweed 法	
⑰ FMIA（°）	
その他の計測項目	
⑱ FH-SN 平面角（°）	
⑲ フランクフルト平面に対する下顎枝後縁平面角（°）	
⑳ N–S–Ba（頭蓋底角）（°）	
㉑ SNP 角（°）	
㉒ 下顎角（°）	
㉓ フランクフルト平面に対する上顎中切歯歯軸傾斜角（°）	
㉔ SN 平面に対する下顎枝後縁平面角（°）	

ステップ9　側面頭部エックス線規格写真の分析④
ポリゴン表の作成

	平均値	標準偏差	計測値
顔面角（°）	84.8	3.1	_____
上顎突出度（°）	7.6	5.0	_____
FH平面に対する下顎下縁平面角（°）	28.8	5.2	_____
下顎角（°）	122.2	4.6	_____
SN平面に対する下顎枝後縁平面角（°）	89.0	5.2	_____
SNP角（°）	78.7	2.9	_____
SNA角（°）	82.3	3.5	_____
SNB角（°）	78.9	3.5	_____
ANB角（°）	3.4	1.8	_____
上下顎中切歯歯軸傾斜角（°）	124.1	7.6	_____
FH平面に対する上顎中切歯歯軸傾斜角（°）	111.1	5.5	_____
下顎下縁平面に対する下顎中切歯歯軸傾斜角（°）	96.3	5.8	_____
FMIA（°）	58.0	6.0	_____

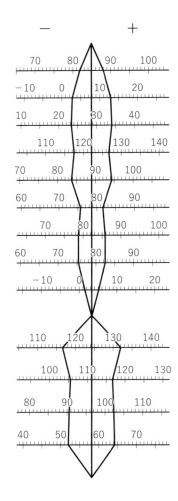

ステップ 10 Tweed の分析，抜歯・非抜歯の判定

ヘッドプレートコレクション

① 患者の FMIA から理想値を減算する．

◻️°（患者の FMIA）－57°（理想値）＝◻️°

② 2.5° を 1.0 mm と換算するため，①の結果を 2.5 で除算する．

◻️ ÷ 2.5＝◻️ mm

③ 両側中切歯を考慮して②の結果を 2 倍する．

◻️ mm×2＝◻️ mm

アーチレングスディスクレパンシー　　ヘッドプレートコレクション　　トータルディスクレパンシー

◻️ mm　　　＋　　　◻️ mm　　　＝　　　◻️ mm

（ ステップ 4 で算出した値を記入）

抜歯・非抜歯の判定（－4 mm より小さい値で抜歯）：　 抜 歯 ・ 非 抜 歯

ステップ 11　問題リストと解決策の作成

〔問題リスト〕　　　　　　　　　　　　　　　〔解決策〕

顔貌：

_____ → _____

骨格性要因：

_____ → _____

歯性要因：

アーチレングスディスクレパンシー： _____ mm

ヘッドプレートコレクション　　　： _____ mm

トータルディスクレパンシー　　　： _____ mm

_____ → _____

機能性要因

_____ → _____

その他

_____ → _____

Ⅱ　ワイヤーベンディング（線屈曲）検印表

		日 付	検 印
ステップ1	オープンバーティカルループ（0.016 インチ）		
ステップ2	ホリゾンタルループ（0.017×0.025 インチ）		
ステップ3	オメガループ（0.016 インチ）		
ステップ4	クロージングループ（0.017×0.025 インチ）		
ステップ5	アーチフォーム（0.016 インチ）		

【提出用チャート】

ステップ1　オープンバーティカルループ（0.016 インチ）

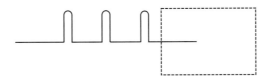

ステップ2　ホリゾンタルループ（0.017×0.025 インチ）

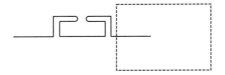

ステップ3　オメガループ（0.016 インチ）

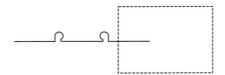

ステップ4　クロージングループ（0.017×0.025 インチ）

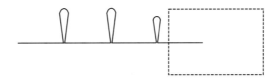

ステップ5　アーチフォーム（0.016 インチ）

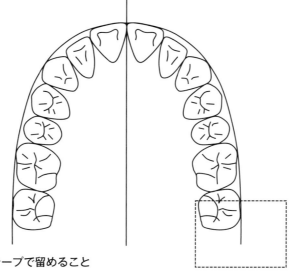

※ワイヤーの<u>右端</u>のみ1点をテープで留めること

【練習用チャート】

ステップ1 オープンバーティカルループ（0.016インチ）

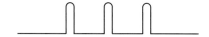

ステップ2 ホリゾンタルループ（0.017×0.025インチ）

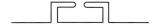

ステップ3 オメガループ（0.016インチ）

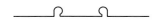

ステップ4 クロージングループ（0.017×0.025インチ）

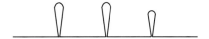

ステップ5 アーチフォーム（0.016インチ）

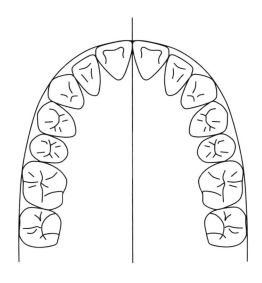

Ⅲ　自在ろう着　検印表

		日 付	検 印
ステップ1	0.9mm 線のろう着（A）		
ステップ2	0.5mm 線のろう着（B）		
ステップ3	複式弾線のろう着と屈曲（C）		
ステップ4	指様弾線のろう着と屈曲（D）		
ステップ5	研　磨		

提出用チャート

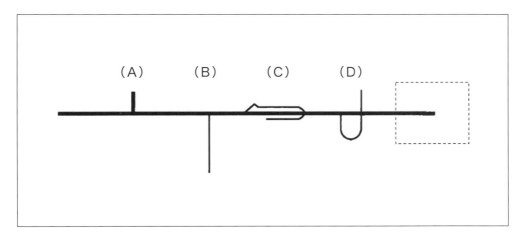

練習用チャート

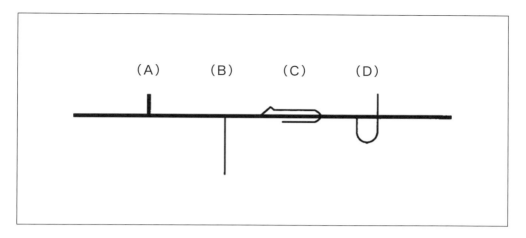

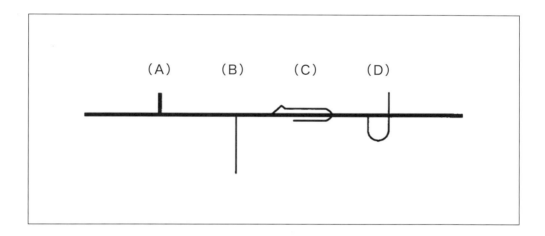

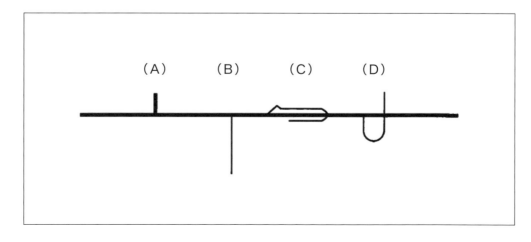

Ⅳ　舌側弧線装置　検印表

		日 付	検 印
ステップ 1	バンドの製作（ 6｜6 ）		
ステップ 2	維持装置の溶接（ろう着）		
ステップ 3	印象採得		
ステップ 4	作業用模型の製作		
ステップ 5	維持装置のろう着		
ステップ 6	脚部の屈曲		
ステップ 7	主線の屈曲		
ステップ 8	主線と脚部のろう着		
ステップ 9	複式弾線のろう着と屈曲		
ステップ 10	舌側弧線装置の合着		
ステップ 11	歯の移動の観察		

V　アクチバトール　検印表

		日 付	検 印
ステップ 1	構成咬合器への作業用模型の付着		
ステップ 2	外形線（誘導線・レジン床部）の記入		
ステップ 3	誘導線の屈曲①　アーチフォーム		
ステップ 4	誘導線の屈曲②　ループ部		
ステップ 5	誘導線の屈曲③　口蓋粘膜部		
ステップ 6	誘導線の固定と模型のボクシング		
ステップ 7	レジン床の製作（ふりかけ法）		
ステップ 8	形態修正，研磨，完成		

Ⅵ　マルチブラケット装置　検印表

スタンダードエッジワイズ装置

		日 付	検 印
ステップ 1	ブラケットの装着		
ステップ 2	歯列のレベリング，ニッケルチタンワイヤーの装着		
ステップ 3	スペースの閉鎖		
ステップ 4	アイデアルアーチの屈曲		
ステップ 5	アイデアルアーチの装着と歯の移動		

ストレートワイヤー装置

		日 付	検 印
ステップ 1	ブラケットの装着		
ステップ 2	歯列のレベリング，ニッケルチタンワイヤーの装着		
ステップ 3	上顎前歯部の空隙閉鎖と下顎のレベリングの継続		
ステップ 4	スペースの閉鎖		
ステップ 5	アイデアルアーチの装着と歯の移動		

プレーンアーチ屈曲チャート（実寸大）

上顎

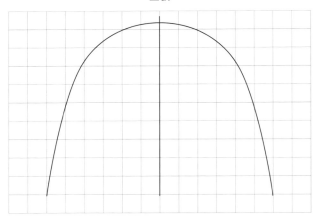

下顎

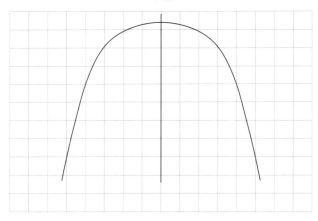

上下顎プレーンアーチのコーディネーション

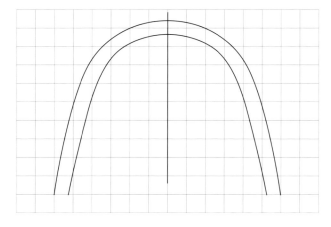

ファーストオーダーベンドチェックチャート（実寸大）

上顎

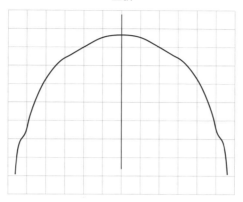

下顎

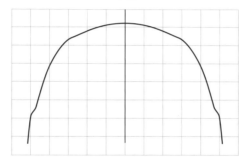

上下顎アイデアルアーチのコーディネーション

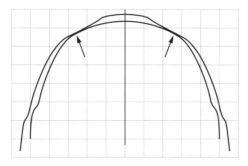

VII-1　Hawley タイプリテーナー，咬合斜面板　検印表

Hawley タイプリテーナー

		日 付	検 印
ステップ 1	石膏注入，作業用模型の製作		
ステップ 2	作業用模型の調整，設計		
ステップ 3	唇側線の屈曲		
ステップ 4	単純鉤の屈曲		
ステップ 5	レジン床の製作（ふりかけ法），研磨		

咬合斜面板

		日 付	検 印
ステップ 6	斜面板の製作（筆積法）		
ステップ 7	研　磨		

Ⅶ-2　Begg タイプリテーナー　検印表

		日 付	検 印
ステップ 1	外形線の設定		
ステップ 2	全周ワイヤーの屈曲		
ステップ 3	レジン床の形成		
ステップ 4	余剰レジンの除去		
ステップ 5	研　磨		

歯科矯正学実習 Web 動画付 別冊　　ISBN978-4-263-45692-7

2025 年 3 月 25 日　第 1 版第 1 刷発行

編集　新　井　一　仁
　　　飯　島　重　樹
　　　玉　置　幸　雄
　　　友　成　　　博
　　　山　口　徹太郎

発行者　白　石　泰　夫

発行所　医歯薬出版株式会社
〒113-8612　東京都文京区本駒込 1-7-10
TEL. (03)5395-7638(編集)・7630(販売)
FAX. (03)5395-7639(編集)・7633(販売)
https://www.ishiyaku.co.jp/
郵便振替番号　00190-5-13816

乱丁, 落丁の際はお取り替えいたします　　印刷・教文堂／製本・愛千製本所
© Ishiyaku Publishers, Inc., 2025. Printed in Japan

本書の複製権・翻訳権・翻案権・上映権・譲渡権・貸与権・公衆送信権 (送信可能化権を含む)・口述権は, 医歯薬出版(株)が保有します.
本書を無断で複製する行為 (コピー, スキャン, デジタルデータ化など) は, 「私的使用のための複製」などの著作権法上の限られた例外を除き禁じられています. また私的使用に該当する場合であっても, 請負業者等の第三者に依頼し上記の行為を行うことは違法となります.

[JCOPY]＜出版者著作権管理機構 委託出版物＞
本書をコピーやスキャン等により複製される場合は, そのつど事前に出版者著作権管理機構(電話 03-5244-5088, FAX 03-5244-5089, e-mail : info@jcopy.or.jp)の許諾を得てください.